ALIMENTAZIONE E ATTIVITÀ FISICA

NEL TRATTAMENTO DELLE METS...
(Malattie da sindrome metabolica)

INDICE

ALIMENTAZIONE E ATTIVITÀ FISICA NEL TRATTAMENTO DELLE METS.

La sindrome metabolica è una condizione clinica meritevole di particolari attenzioni per via della sua gravità e diffusione. Con questo termine non si indica una singola patologia ma un insieme di fattori predisponenti che, uniti insieme, collocano il soggetto in una fascia di rischio elevata per malattie come diabete, problemi cardiovascolari in genere e steatosi epatica. Questi sono spesso correlati allo stile di vita della persona. Colpisce un'elevata percentuale della popolazione a livello mondiale, principalmente d'età avanzata. Questo fenomeno, che in verità è un insieme di patologie, sta dilagando a dismisura. Si calcola, infatti, che circa il 25% della popolazione italiana, cioè una persona su quattro, presenta o presenterà tutti i criteri per entrare inquesta sindrome, anche perché generalmente la Sindrome Metabolica risulta presente già da molti anni, a volte addirittura fino a dieci, prima della diagnosi da parte del medico. L'espandersi del "benessere", l'eccesso di cibo e la sedentarietà causano un enorme aumento delle patologie legate all'insulino resistenza, e secondo le stime, nel 2015 ci saranno più di 250 milioni di persone con diabete di tipo due in tutto il mondo.

In Italia si spendono circa 23 miliardi di euro per problematiche legate all'obesità, ma è particolarmente importante sottolineare che, nonostante lo sforzo economico, la Sindrome Metabolica resta la prima causa di morte in Italia. Il termine "Sindrome Metabolica" sembra risalire agli anni cinquanta, ma è divenuto di uso comune solo negli anni '70, e dobbiamo arrivare al 1988 per avere una vera e propria definizione completa. Non è affatto retorica, ma tutto parte dalla società moderna che, con il suo stile di vita abnorme e contraddittorio, sta cercando in tutti i modi di scardinare più di due milioni d'anni di evoluzione umana, fatta da altrettanti milioni d'anni di adattamenti e selezione genetica.

L'agricoltura esiste da 10.000 anni, ma questo tempo, che può sembrare un'eternità, non è affatto sufficiente, a livello evolutivo, a determinare un adattamento per la nostra specie; figuriamoci allora se il cambiamento radicale dello stile di vita e l'arrivo dei prodotti industriali (non dimentichiamo che tutto il cibo viene lavorato industrialmente, non solo le merendine), che ha completamente cambiato il nostro modo di vivere e alimentarci negli ultimi 50 anni, può esser stato assimilato anche dal punto di vista genetico. Questo, unito alla mancanza di movimento su cui invece l'evoluzione umana si è sempre basata, ha prodotto e produrrà effetti devastanti per la salute dell'uomo; la Sindrome Metabolica ne è il più chiaro esempio.

La scoperta della sindrome

Il termine sindrome metabolica sembra risalire agli anni cinquanta, ma è divenuto di uso comune a partire dal 1970; tuttavia già nei primi anni venti erano stati constatati i legami presenti tra i fattori di rischio e il diabete. Il medico marsigliese Jean Vague, nel 1947, aveva fatto un'interessante scoperta sulle persone affette da obesità: aveva notato che i soggetti che accumulavano grasso nelle regioni superiori del corpo, in particolare nel tessuto adiposo viscerale, erano predisposte a diabete, aterosclerosi, gozzo (ingrossamento della tiroide) e calcolosi urinaria. Vague concluse che le complicazioni dell'obesità erano strettamente correlate alla distribuzione locale del grasso corporeo piuttosto che all'obesità in sé.

Egli sostenne che l'obesità distribuita nella sezione alta del corpo, condizione a cui si riferisce l'obesità di tipo androide, era la più pericolosa forma di obesità riscontrata nei pazienti affetti da ipertensione, diabete e malattie cardiovascolari; mentre la tipica distribuzione di grasso femminile, obesità di tipo ginoide, era caratterizzata da un accumulo nella zona inferiore, in particolare nella regione gluteo-femorale, ed era raramente associata a tali patologie. Nella seconda metà degli anni sessanta Avogaro e Crepaldi con i loro collaboratori descrissero sei pazienti che presentavano moderati segni di obesità, ipercolesterolemia e una marcata ipertrigliceridemia; tali segni migliorarono con una dieta ipocalorica povera di carboidrati.

Nel 1977 Haller usò il termine "sindrome metabolica" per intendere un'associazione di obesità, diabete mellito e steatosi epatica, descrivendo in aggiunta i fattori di rischio dell'aterosclerosi. Nello stesso anno Singer usò il termine per indicare una concomitanza di sintomi quali obesità, gozzo, diabete mellito e ipertensione arteriosa. Nel 1977-78 Gerald B. Phillips mise in discussione la tesi secondo cui i fattori di rischio all'origine dell'infarto del miocardio concorrano a formare una «costellazione di anormalità» e che questi non solo erano associate a malattie del cuore ma anche con obesità e altri fattori clinici, la cui identificazione avrebbe potuto prevenire le malattie cardiovascolari. Phillips ipotizzava che tale fattore avesse strette correlazioni con gli ormoni sessuali.

Nel 1988 Gerald M. Reaven ha definito sindrome X la manifestazione simultanea di insulino-resistenza, iperinsulinemia, stati pre-diabetici o diabete mellito di tipo 2 conclamato, dislipidemia, obesità centrale, iperuricemia (una concentrazione alta di acido urico nel sangue), e ipertensione arteriosa, considerandola una condizione clinica che precede lo sviluppo di complicanze vascolari. Ad essa si associa un'aumentata incidenza di cardiopatia ischemica, disfunzioni del ventricolo sinistro e scompenso cardiaco. Tutto ciò comporta un forte incremento del rischio di mortalità per cause cardiovascolari. Tale sindrome era conosciuta anche con il nome di Sindrome di Reaven, in suo onore. Le stesse patologie cardiovascolari inducono, a loro volta, insulino-resistenza e aumentano la probabilità che si sviluppi nel tempo un diabete mellito di tipo 2. La sindrome X è stata definita anche sindrome da insulino-resistenza e successivamente sindrome metabolica cardiovascolare.

Attualmente la sindrome è stata rinominata plurimetabolica e comprende l'associazione di insulino-resistenza, iperinsulinemia, obesità centrale, intolleranza glucidica o diabete mellito di tipo 2, iperuricemia, dislipidemia e ipertensione arteriosa. Su quasi tutti i testi è ancora comune trovare la dicitura di sindrome metabolica, mentre in Australia tale sindrome è conosciuta con il nome di CHAOS.

Criteri per l'identificazione

Nel 2005 l'International Diabetes Federation ha rivisto i criteri diagnostici, proponendo come metodo per identificare la patologia la presenza nello stesso paziente di 2 dei seguenti disordini:

- Glicemia a digiuno: oltre 100 mg/dl stadio IFG;

- Ipertensione arteriosa: oltre i 130/85 mm Hg

- Ipertrigliceridemia: oltre i 150 mg/dl;

- Ridotto colesterolo HDL: 40 mg/dl nei maschi, 50 mg/dl nelle femmine

- Circonferenza vita oltre i 94 cm nei maschi, 80 cm nelle femmine

A questi si aggiunge un importante fattore di rischio, l'età, che è determinante a partire dai 45 anni negli uomini e dai 55 nelle donne. In Italia, la sindrome metabolica interessa circa il 25% degli uomini e addirittura il 27% delle donne. Sono dei numeri altissimi, che equivalgono a circa 14 milioni di individui.

Insulino-resistenza

Si parla di insulino-resistenza quando le cellule dell'organismo diminuiscono la propria sensibilità all'azione dell'insulina; ne consegue che il rilascio dell'ormone, in dosi note, produce un effetto biologico inferiore rispetto a quanto previsto. L'insulina è un ormone essenziale per consentire il passaggio del glucosio dal sangue alle cellule, impedendo che la sua concentrazione ematica (glicemia) si alzi troppo.

I tessuti bersaglio dell'insulina sono: muscolo, tessuto adiposo e fegato il tessuto muscolare e quello adiposo, da soli rappresentano circa il 60% della massa corporea. In risposta all'insulino-resistenza, l'organismo mette in atto un meccanismo compensatorio basato sull'aumentato rilascio di insulina; si parla, in questi casi, di iperinsulinemia, cioè di elevati livelli dell'ormone nel sangue. Se nelle fasi iniziali questa compensazione è in grado di mantenere la glicemia a livelli normali, in uno stadio avanzato le cellule pancreatiche deputate alla produzione di insulina non riescono ad adeguarne la sintesi; il risultato è un aumento della glicemia post-prandiale.

Nella fase conclamata, infine, l'ulteriore riduzione della concentrazione plasmatica di insulina - dovuta al progressivo esaurimento delle beta-cellule pancreatiche - determina la comparsa di iperglicemia anche a digiuno. Non sorprende, pertanto, che l'insulino-resistenza rappresenti spesso l'anticamera del diabete. Per capire le ragioni biologiche alla base di quest'evoluzione negativa è necessario possedere sufficienti nozioni sui meccanismi regolatori della glicemia e sugli ormoni che vi partecipano.

Brevemente, l'insulino-resistenza determina:

- un aumento dell'idrolisi dei trigliceridi a livello del tessuto adiposo, con aumento degli acidi grassi nel plasma

- una diminuzione dell'uptake di glucosio a livello muscolare con conseguente diminuzione dei depositi di glicogeno

- una maggiore sintesi epatica di glucosio in risposta all'aumentata concentrazione degli acidi grassi nel sangue ed il venir meno dei processi che la inibiscono, di riflesso si ha un innalzamento dei livelli glicemici a digiuno

- si ritiene che l'iperinsulinemia compensatoria renda la beta-cellula incapace di attivare tutti quei meccanismi molecolari necessari al suo corretto funzionamento e alla sua normale sopravvivenza. La diminuita funzionalità delle cellule pancreatiche deputate alla sintesi di insulina apre le porte al diabete mellito di tipo II.

Il tessuto muscolare rappresenta la sede principale dell'insulino-resistenza periferica; tuttavia durante l'attività fisica questo tessuto perde la sua dipendenza dall'insulina ed il glucosio riesce ad entrare nelle cellule muscolari anche in presenza di livelli insulinemici particolarmente bassi.

Le cause dell'insulino-resistenza sono numerose. Dal punto di vista biologico il problema può localizzarsi a livello pre-recettoriale, recettoriale o post-recettoriale, comprese le varie possibili sovrapposizioni.

L'insulino-resistenza può essere causata da fattori ormonali; è possibile, ad esempio, un difetto qualitativo nella produzione di insulina, così come un'eccessiva sintesi di ormoni con effetti contro-insulari. In questa classe di sostanze rientrano tutti quegli ormoni, come l'adrenalina, il cortisolo ed il glucagone, capaci di antagonizzare l'azione dell'insulina, fino a determinare insulino resistenza quando presenti in eccesso (come avviene tipicamente nella sindrome di Cushing).

Le modalità con cui questi ormoni si oppongono all'insulina sono le più disparate: possono ad esempio agire sui recettori insulinici riducendone il numero (è il caso del GH), oppure sulla trasduzione del segnale innestato dal legame insulina-recettore (necessario per regolare la risposta cellulare).

Quest'ultima azione biologica consiste nella redistribuzione dei trasportatori di glucosio dal compartimento intracellulare alla membrana plasmatica; tutto ciò permette di aumentare l'approvvigionamento di glucosio. Anche l'apporto esogeno di questi ormoni (ad esempio cortisone od ormone della crescita) può determinare insulino-resistenza.Possono esistere, inoltre, cause genetiche provocate da mutazioni del recettore insulinico. Nella maggior parte dei casi, comunque, le cause dell'insulino- resistenza non sono chiaramente determinabili.

Oltre all'immancabile componente ereditaria, nella maggior parte dei casi l'insulino-resistenza interessa soggetti colpiti da malattie e condizioni come ipertensione, obesità (in particolare quella android od addominale), gravidanza, steatosi epatica, sindrome metabolica, uso di steroidi anabolizzanti, aterosclerosi, sindrome dell'ovaio policistico, e dislipidemia (elevati valori di trigliceridi e colesterolo LDL associati ad una ridotta quantità di colesterolo HDL).

Tali condizioni, associate all'immancabile componente genetica, rappresentano anche possibili cause/conseguenze dell'insulino-resistenza e sono importanti per la sua diagnosi; tralasciando esami specifici, molto costosi e limitati al campo della ricerca, nella pratica clinica si valutano le concentrazioni plasmatiche di glucosio ed insulina a digiuno.

Talvolta si utilizza anche la classica curva glicemica, che in presenza di insulino-resistenza presenta un andamento relativamente normale, salvo presentare poi - a distanza di varie ore - un rapido declino della glicemia (dovuto all'iperinsulinemia).

Il trattamento più efficace per l'insulino-resistenza è dato dalla pratica di regolare attività fisica, associata al dimagrimento e all'adozione di una dieta basata sulla moderazione calorica e sul consumo di alimenti a basso indice glicemico. Utili anche i presidi in grado di ridurre o rallentare l'assorbimento intestinale degli zuccheri (acarbosio ed integratori di fibra come il glucomannano e lo psillio).

Alcuni farmaci utilizzati nella cura del diabete, come la metformina, si sono dimostrati efficaci anche nel trattamento dell'insulino-resistenza; tuttavia è molto importante intervenire prima di tutto sulla dieta e sul livello di attività fisica, ricorrendo alla terapia farmacologica solo quando le modifiche dello stile di vita non sono sufficienti.

DIABETE MELLITO DI TIPO II

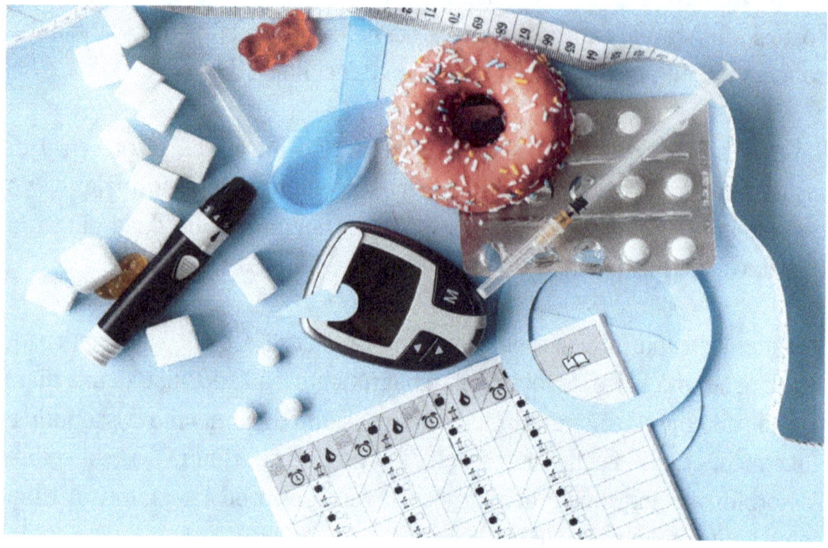

Il diabete fu una delle prime malattie descritte nella storia. Appare già in un manoscritto egiziano, datato intorno al 1500 a.C., in cui si parla di uno "svuotamento troppo grande delle urine". I primi casi descritti sono da ritenersi di diabete mellito di tipo1. I medici indiani, intorno allo stesso periodo, individuarono la malattia e la classificarono come madhumeha o come urina dolce, notando che l'urina attirava le formiche. Il termine "diabete" è stato utilizzato per la prima volta nel 230 a.C. dal greco Apollonio di Menfi.

La malattia si verificò raramente durante il periodo dell'impero romano, con Galeno che annotò di aver osservato soltanto due casi nel corso della sua carriera. Il diabete di tipo 1 e il diabete di tipo 2 sono stati distinti come due diverse condizioni mediche dai medici indiani Sushruta e Charaka, che associarono il tipo 1 ai giovani e il tipo 2 agli individui in sovrappeso. Il termine "mellito" o "di miele" è stato aggiunto dal britannico John Rolle alla fine del XVIII secolo per differenziare la condizione dal diabete insipido, che è anche associato ad una frequente minzione.

Un trattamento efficace non è stato sviluppato fino alla prima metà del XX secolo, quando nel 1921, i canadesi Frederick Banting e Charles Herbert Best scoprirono l'insulina. Nel 1940 venne messa a punto l'insulina a lunga durata di azione. Il diabete mellito è una malattia cronica caratterizzata dall'aumento della concentrazione di glucosio nel sangue. Responsabile di questa condizione è un difetto nella produzione o nella funzionalità dell'insulina, un ormone secreto a livello del pancreas e indispensabile per il metabolismo degli zuccheri. Tutti gli zuccheri semplici e complessi (amidi), che vengono assunti con l'alimentazione, sono trasformati nel corso della digestione in glucosio, il quale rappresenta la principale fonte di energia per i muscoli e gli organi.

Affinché il glucosio possa fare il suo ingresso nelle cellule ed essere utilizzato come "carburante" è necessaria la presenza dell'insulina, prodotta da particolari cellule del pancreas (cellule beta) riunite in gruppi chiamati "Isole di Langherans". Quando l'insulina è prodotta in quantità non sufficiente dal pancreas oppure le cellule dell'organismo non rispondono alla sua presenza, i livelli di glucosio nel sangue tendono ad innalzarsi favorendo la comparsa del diabete. Il diabete di tipo 2 rappresenta circa il 90% dei casi di diabete con il restante 10% dovuto principalmente al diabete mellito tipo 1 e al diabete gestazionale. Prevalentemente, si sviluppa a partire dai 40 anni di età e colpisce principalmente i soggetti obesi o sovrappeso. Nel diabete di tipo 2, il pancreas è in grado di produrre insulina (seppur in maniera ridotta) ma le cellule dell'organismo non riescono a utilizzarla in modo efficiente: ciò comporta un aumento dei livelli di glucosio nel sangue. In genere, la presenza di diabete di tipo 2 può non essere rilevata per molti anni, in quanto l'iperglicemia si sviluppa gradualmente e non comporta sintomi particolarmente evidenti come quelli del diabete di tipo 1.

I tassi di diabete sono aumentati notevolmente negli ultimi 50 anni, in parallelo con la crescita dell'obesità. Nel 2010 vi erano circa 285 milioni di persone affette dalla condizione rispetto ai circa 30 milioni registrati nel 1985. Un certo numero di fattori correlati allo stile di vita sono noti per essere collegati allo sviluppo del diabete di tipo 2 tra cui: l'obesità (definita da un indice di massa corporea superiore a 30), mancanza di attività fisica, cattiva alimentazione, stress e l'urbanizzazione. Coloro che non sono obesi spesso hanno comunque un elevato rapporto vita- fianchi. Anche i fattori alimentari influenzano il rischio di sviluppare il diabete di tipo 2. Vi sono un certo numero di farmaci e problemi di salute che possono predisporre un soggetto al diabete. Alcuni di questi farmaci comprendono: glucocorticoidi, tiazidici, beta bloccanti, antipsicotici atipici e le statine. Le donne che hanno sofferto di diabete gestazionale sono ad un rischio maggiore di sviluppare diabete di tipo 2. Altri problemi di salute correlati allo sviluppo della patologia includono: acromegalia, sindrome di Cushing, ipertiroidismo, feocromocitoma. Alcuni tumori come i glucagonomi e il deficit di testosterone sono associati al diabete di tipo 2.

Nello specifico inizialmente il fisico reagisce all'insulino-resistenza e tiene sotto controllo la glicemia aumentando la sintesi di insulina, dopo un certo tempo però questo meccanismo cede e anche la sintesi insulinica diminuisce, ponendo le basi all'insorgenza del diabete mellito. Altri meccanismi, potenzialmente importanti, associati al diabete di tipo 2 ed alla insulino-resistenza sono: una maggiore ripartizione dei lipidi nelle cellule adipose, la mancanza di incretine, bassi livelli che aumentano la sensibilità all'insulina (es. testosterone, estrogeni, fattori di crescita insulino-simili etc.), elevati livelli di ormoni che inibiscono l'azione insulinica (es. glucocorticoidi, glucagone, mineralcorticoidi, adrenalina etc.), l'aumento della ritenzione di acqua e sale dai reni e la regolamentazione inadeguata di metabolismo da parte del sistema nervoso centrale. Tuttavia, spesso l'insulino-resistenza per meccanismi di feedback, può anche portare riduzione della secrezione di insulina dalle cellule beta pancreatiche.

Molti sono i geni, gli alleli e le combinazioni alleliche che favoriscono l'insorgenza del diabete mellito, si possono citare ad esempio diversi appartenenti alla famiglia genica delle lipasi, diversi recettori dell'adrenalina, svariati alleli dei recettori dell'insulina etc. Il diabete di tipo 2 è una malattia cronica, associata ad un'aspettativa di vita di dieci anni minore rispetto alla media.

Questo è in parte dovuto a una serie di complicanze alle quali la malattia è correlata, tra cui un rischio da due a quattro volte maggiore di incorrere in malattie cardiovascolari (cardiopatia ischemica e ictus), un aumento di 20 volte delle probabilità di dover subire una amputazione degli arti inferiori e per l'aumento della probabilità di necessitare di una ospedalizzazione. Nel mondo sviluppato, il diabete di tipo 2 è la più grande causa non traumatica di cecità e insufficienza renale.

La condizione è stata anche associata ad un aumento del rischio di disfunzione cognitiva e di demenza, come nella malattia di Alzheimer e nella demenza vascolare. Altre complicazioni includono: acanthosis nigricans, disfunzioni sessuali e frequenti infezioni.

Sintomi: viene più spesso diagnosticato casualmente nel corso di esami di laboratorio eseguiti per altri motivi in soggetti che sono, a questo riguardo, completamente asintomatici. Questo dipende dal fatto che la malattia di solito si instaura molto lentamente e che occorre molto tempo prima che i sintomi legati all'iperglicemia e glicosuria si rendano manifesti.

D'altro canto, in molti pazienti il diabete resta lieve (o addirittura l'anomalia metabolica si arresta allo stato di alterata tolleranza al glucosio) ed i sintomi da iperglicemia e glicosuria non si verificano mai. Tra le condizioni che più spesso spingono questi pazienti ai controlli clinici ed alla scoperta del diabete, frequentemente si trovano disturbi circolatori legati all'aterosclerosi, che in questi pazienti è più intensa e più precoce che nella media.

Tra gli esami di laboratorio oltre all'iperglicemia ed alla glicosuria, sono facilmente rilevate un'ipertrigliceridemia (aumento delle lipoproteine plasmatiche VLDL) ed un'iperuricemia (aumento dell'acido urico). La concomitante presenza, in alcuni pazienti con diabete di tipo 2 di alterata tolleranza al glucosio, di resistenza insulinica, di ipertrigliceridemia, di iperuricemia e di obesità ha spinto alcuni autori a parlare di sindrome metabolica.

Tra i sintomi più comuni troviamo:

- fame
- iperglicemia
- nicturia
- perdita di peso
- poliuria
- sete intensa
- visione offuscata

I sintomi cardine del diabete non trattato sono rappresentati da sete, produzione eccessiva di urina e dimagrimento. Oltre a quelli già citati, il paziente colpito da diabete tende spesso a soffrire di infezioni urinarie e cutanee.

Tutti questi sintomi, tuttavia, appaiono soltanto quando la malattia è in uno stadio avanzato; in molti casi, la comparsa del diabete vero e proprio è preceduta da una fase potenzialmente reversibile detta pre diabete. Inoltre, quanto prima ci si accorge della malattia e tanto migliore sarà la prevenzione delle sue innumerevoli complicanze. L'Organizzazione Mondiale della Sanità riconosce la condizione di diabete (tipo 1 e tipo 2) dopo una rilevazione di elevati valori di glucosio nel sangue con la presenza di sintomi tipici.

I valori elevati di glicemia possono essere così rilevati:

- *Glicemia plasmatica a digiuno* $\geq$ 7,0 mmol/l (126 mg/dl)

- *Glicemia plasmatica rilevata 2 ore dopo la somministrazione orale* di 75g glucosio (2HrPPG, 2-Hours Post-Prandial Glucose) $\geq$ 11,1 mmol/l (200 mg/dl); è questo il cosiddetto test orale di tolleranza al glucosio, o OGTT (Oral Glucose Tolerance Test)

VALORI GLICEMICI A DIGIUNO (MG/DL):

- Ipoglicemia < 60
- Normale 60-110
- Iperglicemia > 110
- Alterata glicemia a digiuno (IFG) 100-125
- Diabete >126

Nessuna grande organizzazione sanitaria raccomanda lo screening universale per il diabete, in quanto non vi è alcuna prova che un tale programma possa migliorare le prognosi. Lo screening è consigliato negli adulti asintomatici la cui pressione arteriosa è superiore ai 135/80 mmHg. L'Organizzazione Mondiale della Sanità raccomanda solamente di proporre il test ai gruppi ad alto rischio. Questi gruppi includono: soggetti con età superiore ai 45, familiari di un parente di primo grado affetto da diabete, alcuni gruppi etnici (ispanici, afro- americani e nativi americani), donne con una storia di diabete gestazionale o con sindrome dell'ovaio policistico, soggetti con peso eccessivo e con condizioni associate alla sindrome metabolica.

La gestione del diabete di tipo 2 si concentra su interventi sullo stile di vita, sulla riduzione degli altri fattori di rischio cardiovascolare e sul mantenimento di livelli di glicemia nell'intervallo di normalità. L'auto-monitoraggio della glicemia è raccomandato a tutte le persone a cui viene diagnosticato il diabete di tipo 2. Tuttavia il beneficio dell'autocontrollo rispetto a quelli che non lo fanno è discutibile. La gestione di altri fattori di rischio cardiovascolare, tra cui: ipertensione, colesterolo alto e microalbuminuria, migliora l'aspettativa di vita di una persona. Una dieta corretta e l'esercizio fisico sono fondamentali per la cura del diabete. L'esercizio aerobico porta ad una diminuzione della sensibilità all'insulina HbA1c. Nei diabetici, una dieta che promuove la perdita di peso è importante. Mentre il tipo di dieta migliore per raggiungere questo obiettivo è controverso, una dieta a basso indice glicemico è dimostrata essere efficace per il controllo del livello di zucchero nel sangue.

Una adeguata educazione culturale può aiutare le persone con diabete di tipo 2 a controllare i loro livelli di zucchero nel sangue, per un massimo di sei mesi. Se, nei pazienti con diabete lieve, i cambiamenti nello stile di vita non hanno portato ad un controllo migliore del livello di zuccheri nel sangue, il trattamento farmacologico deve essere preso in considerazione.

Vi sono diverse classi di farmaci disponibili come anti-diabetici. La metformina è generalmente raccomandata come trattamento di prima linea, in quanto vi sono alcune prove che sia in grado di diminuire la mortalità. Un secondo farmaco ad assunzione orale, appartenente ad altre classi, può essere utilizzato se la metformina non è sufficiente. Le altre classi di farmaci comprendono: sulfaniluree, inibitori dell'alfa-glucosidasi, tiazolidinedioni, peptide glucagone-simile e inibitori della dipeptidil-peptidasi IV.

La metformina non deve essere mai somministrata nei pazienti con gravi problemi renali o epatici. Le iniezioni di insulina possono essere aggiunte ai farmaci per via orale o utilizzate unicamente. La maggior parte dei diabetici necessità di insulina. Quando viene somministrata, si preferisce una formulazione a lunga durata di azione, assunta alla sera prima di dormire. Quando l'insulina serale è insufficiente, la somministrazione due volte al giorno può permettere di ottenere un controllo migliore della glicemia.

L'insorgenza del diabete di tipo 2 può essere ritardata o prevenuta attraverso una corretta alimentazione ed un regolare esercizio fisico. Tali accortezze possono ridurre il rischio di oltre la metà. Il beneficio dato dall'esercizio si verifica indipendentemente dal peso iniziale della persona o dalla successiva perdita di peso. Le prove a favore dei soli cambiamenti nella dieta sono tuttavia limitate, con qualche evidenza rilevata per una dieta ricca di verdure a foglia verde e per la limitazione dell'assunzione di bevande zuccherate. Nei pazienti con alterata tolleranza al glucosio, la dieta e l'esercizio fisico, da soli o in combinazionecon metformina o acarbose, può diminuire il rischio di sviluppare il diabete.

L'organismo necessità delle giuste quantità di glucosio, che rappresenta una fonte energetica pressoché indispensabile per le cellule (soprattutto per globuli rossi e cervello). Anche quando le concentrazioni ematiche di glucosio divengono eccessive (iperglicemia) un organismo sano è perfettamente in grado di gestire la situazione:

- aumentando il rilascio di insulina (un ormone prodotto dal pancreas che favorisce il passaggio del glucosio dal sangue alle cellule, che lo utilizzano a fini energetici o lo convertono in acidi grassi);

- inibendo la secrezione degli ormoni che aumentano la glicemia (iperglicemizzanti).

Nelle situazioni opposte, cioè quando il glucosio ematico scarseggia (ipoglicemia), l'organismo interviene in maniera diametralmente opposta, riducendo la secrezione di insulina ed aumentando quella degli ormoni iperglicemizzanti, come il glucagone ed i glucocorticoidi. Si viene così a creare un fine meccanismo di controllo dei livelli glicemici, che diminuiscono nel digiuno prolungato (ipoglicemia) ed aumentano dopo un pasto abbondante (iperglicemia).

Quando qualcosa in questo meccanismo omeostatico si rompe, il controllo glicemico risulta deficitario e l'eccesso o il difetto di glucosio determinano una serie di problemi all'organismo.

L'iperglicemia è una condizione clinica caratterizzata dalle "tre **P**":

- *poliuria:* aumento della quantità di urina emessa durante la giornata;
- **polidipsia:** aumento della sete;
- **polifagia:** aumento della fame;

Altri sintomi comuni in condizioni di iperglicemia sono la facile affaticabilità, la nausea ed il vomito, la sonnolenza, l'arrossamento e la disidratazione cutanea, la xerostomia (scarsa ed alterata secrezione salivare), l'alito acetonemico (odore di frutta matura) e le infezioni da candida.

Quest'ultimo sintomo è dovuto alla perdita di glucosio con le urine (glicosuria), che favorisce la colonizzazione batterica delle vie urinarie. Nei casi estremi, l'iperglicemia può condurre al coma e addirittura alla morte. Si noti, però, che aldilà di questa infausta e rara evenienza, i primi sintomi dell'iperglicemia tendono a manifestarsi in maniera chiara soltanto al di sopra dei 180/200 mg/dl; dall'altra parte non bisogna dimenticare che livelli glicemici cronicamente superiori a 125 mg/dl sono comunque in grado di provocare, nel lunghissimo periodo, importanti danni d'organo e vascolari.

La diagnosi di iperglicemia acuta si pone attraverso una comune analisi del sangue volta a dosare il glucosio ematico; questo test, eseguibile anche a domicilio, può essere affiancato dalla ricerca di glucosio e corpi chetonici nelle urine e dal dosaggio ematico del peptide C e dell'emoglobina glicata (utile per monitorare l'andamento medio della glicemia negli ultimi due - tre mesi). La causa più conosciuta di iperglicemia è senza dubbio il diabete mellito, malattia caratterizzata da un difetto di secrezione e/o di azione dell'insulina.

Oltre ad essa, però, molti altri ormoni intervengono nella regolazione dei livelli glicemici dell'organismo e ancor più numerose sono le condizioni potenzialmente in grado di provocare iperglicemia, sia acuta (cioè limitata nel tempo) che cronica (persistente).

IPERGLICEMIA DA STRESS

In condizioni di stress fisico severo - ad esempio durante un'infezione, una grave malattia (infarto) o dopo un intervento chirurgicoi livelli ematici di ormoni iperglicemizzanti come le catecolamine ed il cortisolo aumentano sensibilmente.

IPERGLICEMIA DA FARMACI

Nel diabetico in terapia ipoglicemizzante, l'iperglicemia deriva molto spesso dall'insufficiente somministrazione di insulina o di farmaci ipoglicemizzanti. I cortisonici, mimando l'azione del cortisolo, aumentano le concentrazioni sieriche di glucosio al pari dell'epinefrina (adrenalina). Tra gli altri medicinali che favoriscono l'iperglicemia ricordiamo: beta bloccanti, diuretici tiazidici, niacina, ormone della crescita, inibitori della proteasi, pentamidina, asparaginasi ed alcuni antipsicotici.

IPERGLICEMIA PER ABITUDINI COMPORTAMENTALI

Ridurre bruscamente il livello di attività fisica o consumare un pasto riccodi carboidrati contribuisce, soprattutto nel paziente diabetico, ad elevare significativamente i livelli glicemici. Una lieve iperglicemia si registra spesso anche durante la gravidanza; nonostante sia di frequente riscontro, tale condizione merita comunque un attento monitoraggio, in modo da gestire al meglio l'eventuale comparsa di diabete gestazionale. Raramente disordini della glicemia, come l'iperglicemia, possono essere segni precoci di altre patologie, fra cui i tumori del pancreas.

IPERTENSIONE

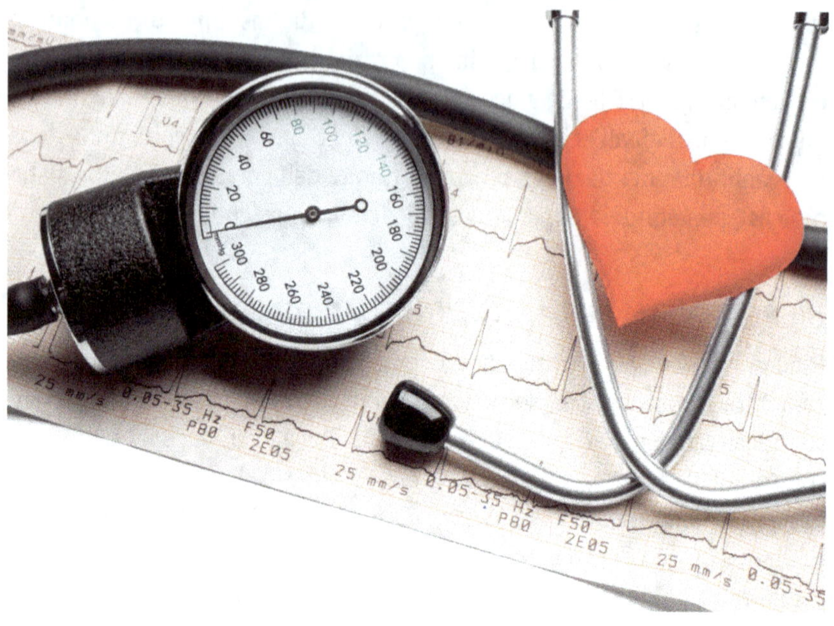

L'ipertensione o ipertensione arteriosa, è una condizione clinica in cuila pressione del sangue nelle arterie della circolazione sistemica risulta elevata. Ciò comporta un aumento di lavoro per il cuore. La pressione arteriosa è riassunta da due misure, sistolica e diastolica, che dipendono dal fatto che il muscolo cardiaco si contrae (sistole) o si rilassi (diastole) tra un battito e l'altro.

La pressione sanguigna normale a riposo è compresa tra i 100 e i 140 mmHg di sistolica e tra i 60 e i 90 mmHg di diastolica. Viene considerata un'ipertensione se vi è una pressione costantemente pari o superiore ai 140/90 mmHg.

L'ipertensione viene classificata come primaria (essenziale) o come secondaria. Circa il 90-95% dei casi sono classificati come "ipertensione primaria", il che significa che vi è pressione alta senza evidenti cause mediche di base. Il restante 5-10% dei casi, classificati come "ipertensione secondaria" sono causati da altre malattie che colpiscono i reni, le arterie, il cuore o il sistema endocrino.

L'ipertensione è un fattore di rischio per l'ictus, per l'infarto del miocardio, per l'insufficienza cardiaca, per gli aneurismi delle arterie (es. aneurisma aortico), per la malattia arteriosa periferica ed è una causa della malattia renale cronica. Anche moderate elevazioni della pressione sanguigna arteriosa vengono associate ad una riduzione dell'aspettativa di vita. Tuttavia il trattamento farmacologico è spesso necessario in persone per le quali i cambiamenti dello stile di vita risultino inefficaci o insufficienti. La moderna comprensione del sistema cardiovascolare è iniziata grazie al lavoro del medico William Harvey (1578-1657), che descrisse la circolazione del sangue nel suo libro "De motu cordis". Il sacerdote inglese StephenHales descrisse la prima misurazione della pressione arteriosa nel 1733. Il riconoscimento dell'ipertensione come una malattia si deve, tra gli altri, a Thomas Young e in particolare a Richard Bright e ai loro studi compiuti nella prima metà del XIX secolo. La prima descrizione di pressione arteriosa elevata in una persona senza evidenza di una malattia renale, è stata fatta da Frederick Akbar Mahomed (1849-1884).

Tuttavia l'ipertensione come entità clinica è nata nel 1896 con l'introduzione dello sfigmomanometro a mercurio, realizzato da Scipione Riva-Rocci, che ne permise la misurazione. Nel 1905, Nikolai Korotkoff migliorò la tecnica descrivendo i cosiddetti suoni di Korotkoff che si odono quando l'arteria viene auscultata con uno stetoscopio, mentre il bracciale dello sfigmomanometro viene sgonfiato. Storicamente il trattamento, per quella che veniva chiamata la "malattia dal polso duro", consisteva nel ridurre la quantità di sangue grazie alla pratica del salasso o mediante l'applicazione di sanguisughe. Questo trattamento era sostenuto dall'imperatore cinese Huang Di, da Cornelio Celso, da Galeno eda Ippocrate. Nel corso del XIX e XX secolo, prima che diventassero disponibili i primi trattamenti farmacologici efficaci, si utilizzavano tre rimedi per l'ipertensione, tutti con numerosi effetti collaterali: rigorosa restrizione di sodio nella dieta, simpaticectomia (ablazione chirurgica di alcune zone del sistema nervoso simpatico) e terapia pirogena (iniezione di sostanze che causano febbre e che indirettamente riducono la pressione sanguigna).

Il primo preparato chimico per la gestione dell'ipertensione il tiocianato di sodio, è statoutilizzato a partire dal 1900 ma presentava notevoli effetti collaterali che lo resero impopolare. Molti altri farmaci sono stati sviluppati dopo la seconda guerra mondiale, il più popolare e ragionevolmente efficace dei quali era il cloruro di tetrametilammonio e i suoi derivati: l'esametonio, l'idralazina e la reserpina (derivata dalla pianta medicinale Rauwolfia serpentina). Un'importante passo avanti è stato ottenuto con la scoperta dei primi farmaci a somministrazione orale ben tollerati. I primi sono stati il clorotiazide e i diuretici tiazidici. Entrambi sono stati messi a disposizione a partire dal 1958.

L'ipertensione arteriosa primaria o ipertensione essenziale è la forma più comune di ipertensione, rappresentando il 90-95% di tutti i casi. In quasi tutte le società contemporanee, la pressione sanguigna aumenta con l'invecchiamento e il rischio di diventare ipertesi in età avanzata è notevole. L'ipertensione è il risultato di una complessa interazione fra geni e fattori ambientali. Numerose varianti genetiche comuni che comportano piccoli effetti sulla pressione sanguigna, sono stati identificati così come alcune varianti genetiche rare che portano a grandi effetti sulla pressione arteriosa. Tuttavia la base genetica dell'ipertensione è ancora poco conosciuta.

Diversi sono i fattori ambientali ed inerenti allo stile di vita che influenzano la pressione sanguigna; ad esempio la si può diminuire con un ridotto apportodi sale nella dieta, con l'aumento del consumo di frutta e di alimenti a basso contenuto di grassi, con l'esercizio fisico, con la perdita di peso e con una riduzione dell'assunzione di alcol.

Lo stress sembra giocare un ruolo minore con le tecniche di rilassamento specifiche che non sono supportate da elementi di prova. Il possibile ruolo di altri fattori, quali il consumo di caffeina, e la carenza di vitamina D, appare meno chiaro. L'insulino resistenza, che è comune nell'obesità è una componente della sindrome metabolica che viene ritenuta una possibile concausa all'ipertensione.

Recenti studi hanno inoltre evidenziato alcuni eventi risalenti ai primi anni di vita, come ad esempio: un basso peso alla nascita, il tabagismo della madre in gravidanza e la mancanza di allattamento al seno come fattori di rischio per lo sviluppo dell'ipertensione essenziale da adulti, anche se i meccanismi che collegano tali esposizioni restano oscuri.

La malattia ipertensiva è responsabile della diminuzione delle aspettative di vita dei pazienti affetti. I disturbi provocati dall'ipertensione gravano sugli organi vitali: cervello, cuore, retina, vasi arteriosi e rene. Per quanto riguarda il cuore, in un primo tempo si ha ipertrofia concentrica del ventricolo sinistro, in seguito il ventricolo sinistro si dilata e sopraggiunge l'ipertrofia eccentrica, con possibile scompenso emodinamico. Inoltre l'aumento della massa cardiaca espone a maggior rischio di ischemia cardiaca e morte cardiaca improvvisa. La sclerosi vasale, micro aneurismi con possibile rottura ed emorragia intracranica, mal di testa, vertigini, sincope, sono tutte complicanze che possono occorrere al sistema nervoso centrale in seguito all'ipertensione.

Anche l'apparato visivo può risentire di condizione ipertensiva a lunga durata. Tipici effetti sulla retina sono: restringimento e sclerosi arteriolare diffusa, con aree ischemiche, micro aneurismi e dilatazione capillare. Tutto ciò può comportare una diminuzione del visus. Gli effetti sui reni possono essere vari: progressiva sclerosi dei vasi intra renali con diminuzione della filtrazione glomerulare e conseguente riduzione della funzionalità dell'organo, fino all'insufficienza renale. Mentre i vasi arteriosi possono andare incontro a aterosclerosi e micro aneurismi. Raramente l'ipertensione viene accompagnata da sintomi e la sua identificazione avviene solitamente attraverso lo screening, o quando ci si cura per un altro problema non correlato. Durante l'esame obiettivo, l'ipertensione può essere sospettata sulla base della presenza di retinopatia ipertensiva rilevata mediante l'esame ottico del fundus oculi mediante oftalmoscopio. Un'elevata pressione arteriosa (con una sistolica uguale o maggiore di 180 o una diastolica uguale o maggiore di 110) viene indicata come "crisi ipertensive".

Pressioni sanguigne sopra questi livelli sono note per conferire un elevato rischio di complicanze. Le persone a cui la pressione sanguigna raggiunge questi valori possono essere asintomatiche, ma è più probabile che lamentino mal di testa (22% dei casi) e vertigini rispetto alla popolazione in generale. Altri sintomi che accompagnano una crisi ipertensiva possono includere deterioramento visivo o affanno, causato dall'insufficienza cardiaca o da una sensazione generale di malessere dovuta all'insufficienza renale. La maggior parte delle persone affette da crisi ipertensiva sono già note per avere la pressione sanguigna elevata.

Una "emergenza ipertensiva", viene diagnosticata quando vi è evidenza di un danno diretto a uno o più organi a causa della elevata pressione arteriosa. Un esempio può essere l'encefalopatia ipertensiva, caratterizzato da mal di testa e un livello di coscienza alterato. Il dolore al torace può indicare danno del muscolo cardiaco (che può progredire a infarto del miocardio) o ad una dissecazione aortica, la lacerazione della parete interna dell'aorta. La mancanza del respiro, la tosse e emottisi sono segni caratteristici dell'edema polmonare, accumulo di liquidi nel tessuto polmonare causato dall'incapacità del ventricolo sinistro del cuore di pompare adeguatamente il sangue dai polmoni nel sistema arterioso.

Possono verificarsi anche un rapido deterioramento della funzione renale (insufficienza renale acuta) e l'anemia emolitica microangiopatica (distruzione delle cellule del sangue). In queste situazioni, la rapida riduzione della pressione arteriosa ha il compito di interrompere i danni d'organo in corso. L'ipertensione si verifica in circa l'8-10% delle gravidanze. La maggior parte delle donne con ipertensione in gravidanza aveva una pre-esistente ipertensione primaria. Tuttavia l'ipertensione durante la gestazione può essere il primo segno di pre-eclampsia, una condizione grave che si può riscontrare nella seconda metà di una gravidanza e nel puerperio. La pre-eclampsia è caratterizzata da aumento della pressione arteriosa e dalla presenza di proteine nelle urine. Essa si verifica in circa il 5% delle gravidanze ed è responsabile di circa il 16% di tutte le morti materne a livello globale.

L'eclampsia è una emergenza ipertensiva che presenta diverse gravi complicanze, tra cui la perdita della vista, l'edema cerebrale, crisi epilettiche o convulsioni, insufficienza renale, edema polmonare e coagulazione intravascolare disseminata (una coagulazione disordinata del sangue). La mancata crescita, le convulsioni, l'irritabilità, la mancanza di energia e la difficoltà di respirazione possono essere associate con l'ipertensione nei neonati e nei bambini piccoli. Nei bambini, l'ipertensione può causare mal di testa, irritabilità inspiegabile, stanchezza, ritardo di crescita, visione offuscata, sangue dal naso e paralisi facciale.

L'ipertensione viene diagnosticata sulla base di una pressione arteriosa persistentemente elevata. Tradizionalmente, ciò richiede tre misurazione intervallate nell'arco di un mese. La valutazione iniziale del paziente iperteso deve includere una anamnesi completa e una visita medica. Una volta che viene fatta la diagnosi di ipertensione, si tenta di identificarne la causa sottostante, basandosi sui fattori di rischio e sugli altri sintomi, se presenti.

L'ipertensione secondaria è più comune nei bambini preadolescenti, con la maggior parte dei casi causati da malattia renale. L'ipertensione primaria o essenziale è più comune negli adolescenti e presenta molteplici fattori di rischio, tra cui l'obesità e una storia familiare di ipertensione. La creatinina sierica viene misurata per valutare la presenza di malattia renale, che può essere sia la causa che il risultato dell'ipertensione.

La creatinina sierica da sola può sovrastimare la velocità di filtrazione glomerulare e linee guida recenti sostengono l'uso di equazioni predittive per la sua stima. Queste possono fornire una misura di base della funzionalità renale che può essere utilizzate per monitorare gli effetti collaterali di alcuni farmaci antipertensivi. Inoltre, prove su campioni di urina per proteine sono utilizzate come indicatore secondario della malattia renale. L'elettrocardiogramma (ECG) viene eseguito per verificare la presenza di elementi di prova che il cuore sia sottoposto ad alta pressione sanguigna.

L'ECG può anche mostrare se c'è ispessimento del muscolo cardiaco (ipertrofia ventricolare sinistra) o se il cuore ha subito un disturbo lieve. Una radiografia del torace o un ecocardiogramma possono essere eseguiti per cercare segni di ingrossamento del cuore o eventuali danni.

Modifiche allo stile di vita

Il trattamento di prima linea per l'ipertensione è identico ai cambiamenti dello stile di vita raccomandati a scopo preventivo e comprende: cambiamenti nella dieta, esercizio fisico e perdita di peso. Queste accortezze hanno dimostrato di ridurre in modo significativo la pressione sanguigna nelle persone sofferenti di ipertensione. Se l'ipertensione è sufficientemente elevata da giustificare l'uso immediato di farmaci, i cambiamenti dello stile di vita sono tuttavia ancora raccomandati in combinazione con i farmaci. L'adozione di una dieta a basso contenuto di sodio è utile. Nei caucasici, una dieta iposodica della durata superiore alle 4 settimane è da sola capace di ridurre la pressione arteriosa, sia nelle persone con ipertensione e che negli individui con pressione sanguigna normale. Inoltre, la "dieta DASH", una dieta ricca di noci, cereali interi, pesce, pollame, frutta e verdura promossa negli Stati Uniti dal National Heart, Lung, and Blood Institute abbassa la pressione sanguigna. Una caratteristica importante del piano dietetico è di limitare l'assunzione di sodio, anche se l'alimentazione è comunque ricca di potassio, magnesio, calcio, oltre che di proteine. Diversi programmi volti a ridurre lo stress psicologico, come il rilassamento e la meditazione, sono pubblicizzati come rimedi per l'ipertensione. Tuttavia, l'efficacia di tali metodi non sembra essere particolarmente rilevante.

Tutti i pazienti affetti da ipertensione arteriosa dovrebbero essere incoraggiati a modificare lo stile di vita indipendentemente dalla necessità o meno di terapia farmacologica. I principali interventi non farmacologici da consigliare al paziente iperteso, che si sono dimostrati in grado di ridurre i valori tensivi, ma anche di garantire effetti benefici nei confronti di altri fattori di rischio cardiovascolare, come il diabete mellito, l'obesità, la dislipidemia sono:

- Il controllo del peso corporeo.

- La limitazione del consumo di alcool.

- La pratica di esercizio fisico regolare.

- La limitazione del consumo di sodio (sale da cucina) con la dieta.

Esistono numerose classi di farmaci, chiamati farmaci antipertensivi, in grado di ridurre la pressione arteriosa mediante vari meccanismi. Le principali classi di farmaci antiipertensivi attualmente utilizzate sono:

- ACE inibitori. Le principali molecole di questa classe sono: captopril, enalapril, zofenopril, fosinopril, lisinopril, quinapril, ramipril.

- Antagonista del recettore per l'angiotensina II (Angiotensin II receptor Blocker – ARBs) o sartani: telmisartan, irbesartan, losartan, valsartan, candesartan, olmesartan.

- Calcio antagonisti come per esempio la nifedipina, l'amlodipina, la lacidipina, la lercanidipina o la barnidipina.

- Diuretici: il clortalidone, la idroclorotiazide, la furosemide, la torasemide.

- Alfa bloccanti, che agiscono bloccando i recettori alfa del sistema nervoso simpatico. Ricordiamo la prazosina e la doxazosina.

- Beta bloccanti, che agiscono invece bloccando (in misura differente a seconda della molecola), le diverse classi di recettore beta adrenergici. Le principali molecole di questa classesono: atenololo, labetalolo, metoprololo, propranololo.

- Alfa-Beta bloccanti. Sono farmaci antiadrenergici ad azione mista. Rientrano in questa categoria molecole come il carvedilolo ed il labetalolo.

- Simpaticolitici ad azione centrale, come per esempio la clonidina e la metildopa.

- Inibitore del sistema renina-angiotensina-aldosterone. È la più recente classe di farmaci antiipertensivi; il capostipite è l'aliskiren.

Tutte le molecole citate possono essere usate da sole o in combinazione. Alcune combinazioni, come per esempio ACE-inibitore + diuretico o ARB + diuretico o ACE-inibitore + Calcio Antagonista sono in commercio in associazione in una unica compressa, per migliorare la compliance del paziente. Il fumo ha un effetto sulla pressione arteriosa transitorio, in quanto aumento i valori pressori e la frequenza cardiaca nel periodo immediatamente successivo al consumo di una sigaretta, ma non sembra comportare un aumento significativo dei valori basali nel tempo.

Studi epidemiologici hanno infatti evidenziato valori di pressione arteriosa sovrapponili fra fumatori e non fumatori, anche se studi che hanno preso in considerazione il monitoraggio dinamico della pressione arteriosa, hanno evidenziato valori di pressioni arteriosa diurna più elevati nei fumatori e una tendenza nel tempo ad avere una pressione sistolica più alta rispetto ai non fumatori. Recentemente fra le terapie non farmacologiche, nell'ipertensione resistente (IR) alla terapia è stata inserita la denervazione simpatica. Per ipertensione arteriosa resistente si intende la persistenza di una pressione arteriosa non controllata (PA sistolica $\geq$ 140 mmHg e/o PA diastolica $\geq$ 90 mmHg), nonostante corrette abitudini di vita e l'assunzione continuativa e controllata di almeno tre farmaci antipertensivi, tra cui un diuretico.

L'ipertensione è il più importante fattore di rischio prevenibile di morte in tutto il mondo. La condizione causa un aumento del rischio di cardiopatia ischemica, ictus, malattia vascolare periferica e di altre patologie cardiovascolari, tra cui insufficienza cardiaca, aneurisma aortico, aterosclerosi diffusa ed embolia polmonare. L'ipertensione è un fattore di rischio per il deficit cognitivo, per la demenza e per la malattia renale cronica. Altre complicanze includono retinopatia ipertensiva e nefroangiosclerosi benigna.

OBESITÀ

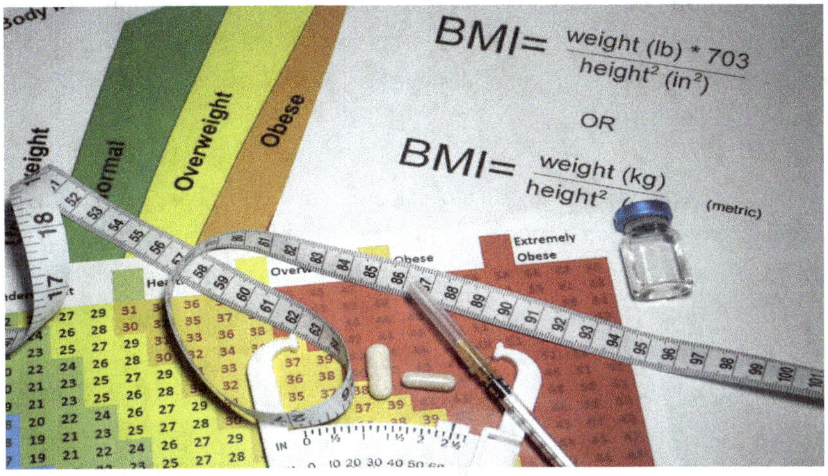

E' una condizione fisica in cui si è accumulato del grasso corporeo in eccesso che può portare effetti negativi sulla salute, con una conseguente riduzione dell'aspettativa di vita e un aumento dei problemi di salute.

L'obesità è una patologia tipica, anche se non esclusiva, delle società dette "del benessere". Essa è quasi sempre correlata ad altre malattie, tra queste le disfunzioni cardiocircolatorie, il diabete mellito di tipo 2, patologie a carico del sistema osteo-articolare, ictus, sindrome da apnea notturna e alcuni tipi di tumore.

E' più comunemente causata da una combinazione di eccessivo apporto calorico, mancanza di attività fisica e predisposizione genetica, anche se talvolta le cause sono principalmente genetiche, endocrine, da assunzione di farmaci o derivanti da malattie psichiatriche e disturbi psicologici causati dal tipo di ambiente familiare e/o sociale in cui l'individuo vive, infatti l'approccio psicologico al trattamento della malattia risulta oggi riconosciuto come fondamentale per la piena guarigione del paziente obeso.

Oggi è comunque stata riconosciuta come una patologia multifattoriale. Prove a sostegno della tesi che alcune persone, nonostante mangino poco, risultino obese a causa di un metabolismo lento, sono limitate. Le persone obese hanno in genere una spesa energetica maggiore rispetto ai magri, a causa dell'energia necessaria per mantenere una massa maggiore del corpo.

Dieta, esercizio fisico e approccio psicologico sono le basi per la terapia preventiva e curativa contro l'obesità. Inoltre, è importante una corretta alimentazione, riducendo gli alimenti ricchi di calorie, come quelli ad alto contenuto di grassi e zuccheri, e aumentando l'apporto di fibre alimentari. Per favorire la terapia, possono essere prescritti farmaci anti-obesità che funzionano riducendo l'appetito o inibendo l'assorbimento del grasso.

Nei casi più gravi, come stabilito delle linee guida internazionali per la terapia chirurgica dell'obesità nella "Consensus Development Conference del National Institutes of Health" (1991), ove l'IMC superi il valore di 40 o quando sia compreso tra 35 e 40 ma ci sia contemporanea presenza di fattori di rischio, si ricorre alla chirurgia bariatrica, ad esempio inserendo un palloncino intragastrico in grado di ridurre il volume dello stomaco o mediante interventi chirurgici di tipo gastrorestittivo o malassorbitivo, dando un senso di sazietà precoce e una ridotta capacità di assorbire i nutrienti dal cibo ingerito.

L'obesità è la principale causa di morte prevenibile in tutto il mondo, con l'aumento della prevalenza in adulti e bambini e le autorità la considerano uno dei più gravi problemi di salute pubblica del XXI secolo. L'obesità viene stigmatizzata in gran parte del mondo moderno (in particolare nel mondo occidentale), anche se in alcuni momenti storici era percepita come un simbolo di ricchezza e fertilità, come è ancora in alcune parti del mondo.

I Greci furono i primi a riconoscere l'obesità come un disturbo medico Ippocrate scrisse che la "corpulenza non è solo una malattia in sé, ma il presagio di altre".

Il chirurgo indiano Susruta, collegò l'obesità alle malattie cardiache e al diabete. Egli raccomandava il lavoro fisico per curare i suoi effetti collaterali. La maggior parte degli uomini ha lottato contro la scarsità di cibo, durante la storia umana. L'obesità quindi è stata storicamente considerata come un segno di ricchezza e di prosperità. Era comune tra gli alti funzionari europei nel Medioevo e nel Rinascimento, così come nelle antiche civiltà dell'Asia orientale.

Con l'inizio della rivoluzione industriale ci si è resi conto che la potenza militare ed economica delle nazioni dipendevano sia dalla dimensione del corpo che dalla forza dei soldati e operai. L'aumento della media dell'indice di massa corporea da quella che oggi è considerata come sottopeso ha svolto un ruolo significativo nello sviluppo delle società industrializzate. Altezza e peso sono quindi aumentate nel XIX secolo nel mondo sviluppato. Nel corso del XX secolo, le popolazioni hanno raggiunto il limite massimo del loro potenziale genetico di altezza, mentre il peso ha iniziato a crescere molto di più rispetto all'altezza, con il conseguente fenomeno dell'obesità. Nel 1950 l'aumento della ricchezza nei paesi industrializzati ha portato ad una diminuzione della mortalità infantile, ma con l'aumento del peso corporeo sono diventate più frequenti le patologie a carico del rene e del cuore.

Molte culture nella storia hanno visto l'obesità come il risultato di un difetto della persona. Il personaggio obesus o grasso nella commedia greca era una figura di scherno. Durante il periodo Cristiano, il cibo a volte è stato visto come una via per i peccati di pigrizia e lussuria. Nella moderna cultura occidentale, l'eccesso di peso è spesso considerato poco attraente e l'obesità è comunemente associata a stereotipi negativi. L'obesità può essere motivo di discriminazione.

La percezione della società occidentale riguardo al peso corporeo è mutata profondamente dall'inizio del XX secolo. Ciò è dimostrato dal fatto che l'altezza media delle vincitrici di Miss America è aumentata del 2% dal 1922 al 1999, mentre il loro peso medio è diminuito del 12%. D'altra parte, le opinioni in merito a quanto dovesse essere giusto il peso corporeo in termini salutistici è cambiato nella direzione opposta.

In Gran Bretagna il valore di peso per cui le persone vengono ritenute essere in sovrappeso è significativamente più alto nel 2007 rispetto al 1999. L'obesità è ancora vista come un segno di ricchezza e benessere in molte parti dell'Africa. Questo è diventato particolarmente comune da quando è iniziata l'epidemia di HIV.

L'obiettivo principale del movimento per l'accettazione delle persone obese è quello di diminuire la discriminazione. Tuttavia, nel movimento alcuni tendono a minimizzare il rapporto instaurato tra l'obesità e gli esiti negativi sulla salute. Esistono un certo numero di organizzazioni che promuovono l'accettazione dell'obesità e hanno sperimentato una notevole crescita nel corso della seconda metà del XX secolo.

La statunitense National Association to Advance Fat Acceptance (NAAFA) è stata fondata nel 1969 e si descrive come un'organizzazione per i diritti civili dedicata a porre fine alle discriminazioni sulle dimensioni corporee. Tuttavia, l'attivismo di queste associazioni rimane un movimento marginale. L'International Size Acceptance Association (ISAA) è una organizzazione non governativa (ONG) fondata nel 1997 e descrive la sua missione come la promozione dell'accettazione delle dimensioni e tenta di porre fine alla discriminazione.

Prima del XX secolo, l'obesità era una condizione rara. Tuttavia, nel 1997, l'Organizzazione mondiale della sanità (OMS) l'ha riconosciuta ufficialmente come un'epidemia globale. Nel 2005 l'OMS stima che almeno 400 milioni di adulti (9,8%) siano obesi, con tassi più alti tra le donne rispetto agli uomini. Il tasso dell'obesità aumenta con l'età, almeno fino ai 50 o 60 anni e i casi registrati sono rapidamente aumentati soprattutto negli Stati Uniti, in Australia e in Canada.

Se fino alla fine del XX secolo l'obesità era considerato un problema solo dei paesi ad alto reddito, a partire dal XXI secolo la condizione è in aumento in tutto il mondo, sia nei paesi sviluppati che quelli in via di sviluppo. Questi aumenti si sono registrati maggiormente nei contesti urbani. L'unica regione del mondo dove l'obesità non è frequente è la zona dell'Africa sub sahariana.

L'Organizzazione Mondiale della Sanità (OMS) prevede che il sovrappeso e l'obesità potrebbero presto sostituire i più tradizionali problemi di salute pubblica come la denutrizione e le malattie infettive. Gli sforzi degli organismi della sanità pubblica, tendono a contrapporsi al problema cercando di comprendere e correggere i fattori ambientali responsabile della crescita del fenomeno. Ad esempio, in molti paesi, si è cercato di incentivare l'uso delle mense scolastiche, dove vengono proposti cibi selezionati, e facilitare l'utilizzo di parchi e a sviluppare percorsi pedonali e ciclabili. Approcci globali sono oggetto di valutazioni per affrontare i crescenti tassi di obesità. Da tutti gli studi effettuati si è arrivati a definire tre contesti su cui si può intervenire: a "monte" del problema con l'osservazione dei cambiamenti della società, nel "mezzo" con tentativi mirati a modificare il comportamento degli individui e il loro stile di vita, a "valle" con il trattamento delle persone colpite dall'obesità.

Oltre ai suoi effetti sulla salute, l'obesità porta a molte problematiche in materia di occupazione e di costi aumentati per le imprese. Questi effetti vengono sentiti da tutti i livelli della società, sia dai singoli individui, dalle aziende e dai governi. È stato dimostrato che i programmi di prevenzione dell'obesità hanno ridotto il costo del trattamento delle malattie correlate ad essa. Tuttavia, le persone vivono di più e di conseguenza aumentano i costi delle spese mediche da essi sostenute. I ricercatori concludono pertanto che le problematiche relative all'obesità possono migliorare, ma è improbabile che si possa ridurre le spese sanitarie globali. L'obesità può portare alla stigmatizzazione sociale e a svantaggi in materia di occupazione. Quando confrontati con le loro controparti di peso normale, i lavoratori obesi hanno in media più alti tassi di assenteismo dal lavoro e aumentano così i costi per i datori di lavoro diminuendo la produttività.

Uno studio che ha esaminato alcuni lavoratori, ha evidenziato che tra di loro le persone con un IMC superiore a 40, richiede il doppio di domande di indennità rispetto a quelli con un IMC tra il 18,5-24,9. Essi arrivano anche a più di 12 volte di giornate di lavoro perse. Le lesioni più comuni a questo gruppo di lavoratori, sono state dovute a cadute e al sollevamento di pesi, andando ad incidere sulle mani o sulla schiena.

Alcune ricerche dimostrano che le persone obese hanno meno probabilità di essere assunte per un lavoro e hanno meno probabilità di essere promosse. Le persone obese vengono anche mediamente pagate meno dei loro omologhi non-obesi. Le donne obese, in media, rendono il 6% in meno e gli uomini obesi circa il 3% in meno. Settori specifici, quali le compagnie aeree, hanno preoccupazioni particolari.

A causa di tassi crescenti di obesità, le compagnie aeree devono affrontare costi maggiori del carburante e pressioni per aumentare la larghezza di posti a sedere. Nel 2000, il maggior peso dei passeggeri obesi, è costato alle compagnie circa 275 milioni di dollari. Il peso eccessivo corporeo è associato a diverse malattie, in particolare a problematiche cardiovascolari, al diabete mellito di tipo 2, alla sindrome delle apnee ostruttive nel sonno, ad alcuni tipi di cancro e alla osteoartrosi.

Come risultato, l'obesità è causa di una riduzione dell'aspettativa di vita.

L'obesità è una delle principali cause di morte prevenibile a livello mondiale. Studi statunitensi e europei, effettuati su un campione a larga scala, hanno dimostrato che il rischio di mortalità è più basso negli individui con IMC tra i 20 e i 25 kg/m2 e non fumatori e nei 24–27 kg/m2 fumatori attuali, con un aumento del rischio con eventuali cambiamenti in entrambe le direzioni. Ad un IMC superiore a 32 è stato associato un tasso di mortalità tra le donne raddoppiato nel corso di un periodo di 16 anni.

Negli Stati Uniti l'obesità è stimata come causa di un eccesso di decessi tra gli 111.909 a 365.000 all'anno, mentre 1 milione (7,7%) dei decessi nell'Unione europea vengono attribuite al peso in eccesso. In media, l'obesità riduce l'aspettativa di vita da sei a sette anni: un IMC di 30-35 riduce l'aspettativa di vita da due a quattro anni, mentre l'obesità grave (IMC> 40) riduce l'aspettativa di vita di 10 anni. L'obesità aumenta il rischio di molte patologie fisiche e mentali. Queste sono più comunemente indicate come sindromi metaboliche, combinazioni di disturbi medici che comprendono: diabete mellito di tipo 2, ipertensione ipercolesterolemia e ipertrigliceridemia.

Le complicanze sono direttamente causate dalla obesità o indirettamente connesse ad essa, attraverso meccanismi di condivisione di una causa comune, come una cattiva alimentazione o uno stile di vita sedentario. La forza del legame tra obesità e condizioni specifiche varia. Una delle più forti è il legame con il diabete di tipo 2. L'eccesso di grasso corporeo è alla base del 64% dei casi di diabete negli uomini e il 77% dei casi nelle donne.

Le conseguenze sanitarie rientrano in due grandi categorie: quelle attribuibili agli effetti di un aumento della massa grassa (come l'osteoartrosi, l'apnea ostruttiva del sonno, la stigmatizzazione sociale) e quelli dovuti all'aumento del numero delle cellule adipose (diabete, cancro, malattie cardiovascolari, steatosi epatica non alcolica). L'aumento del grasso corporeo altera la risposta del corpo all'insulina, portando una resistenza ad essa. L'aumento del grasso crea anche uno stato pro infiammatorio, e pro-trombotico.

Anche se le conseguenze negative dell'obesità sulla salute nella popolazione sono ben documentate grazie alle prove disponibili, in alcuni sottogruppi le condizioni di salute sembrano essere migliori con un aumento dell' IMC, un fenomeno noto come paradosso della sopravvivenza negli obesi. Il paradosso è stato descritto per la prima volta nel 1999 su persone in sovrappeso e obesi sottoposti ad emodialisi, ed è stato successivamente individuata anche in pazienti con insufficienza cardiaca e con malattia arteriosa periferica. In soggetti con scompenso cardiaco, aventi cioè un IMC compreso tra 30,0 e 34,9, hanno goduto di una più bassa mortalità rispetto a quelli con un peso normale. Ciò stato attribuito al fatto che spesso i pazienti perdono peso man mano che diventano progressivamente sempre più malati. Risultati simili sono stati trovati in altri tipi di malattie cardiache.

Le persone con obesità di classe I e con problemi al cuore non hanno maggiori tassi di andare incontro a nuove patologie cardiache rispetto a chi ha un peso normale e con problemi cardiaci già presenti. Nelle persone con maggiori gradi di obesità, tuttavia, il rischio di ulteriori peggioramenti è aumentato.

Anche dopo l'intervento di bypass cardiaco, nessun aumento della mortalità si è visto in pazienti sovrappeso o obesi. Uno studio ha evidenziato che il miglioramento della sopravvivenza potrebbe essere spiegato dal fatto che le persone con una grave obesità ricevono un trattamento medico più aggressivo in seguito ad un problema cardiaco. Nei pazienti affetti da broncopneumopatia cronica ostruttiva e da malattia arteriosa periferica, i benefici portati dall'obesità non si verificano.

A livello individuale, una combinazione di eccessivo apporto calorico e la mancanza di attività fisica è generalmente considerata come la causa della maggior parte dei casi di obesità. Un numero limitato di casi sono invece dovuti principalmente alla genetica, a motivi di salute o a malattie psichiatriche. Al contrario, l'aumento dei tassi di obesità nella società, è ritenuto essere dovuto a una dieta facilmente accessibile e appetibile, alla maggior dipendenza dalle automobili e alla produzione meccanizzata.
Uno studio del 2006, ha individuato dieci fattori possibile che hanno portato al recente aumento di obesità:

- mancanza di sonno
- interferenti endocrini (inquinanti ambientali che interferiscono sul metabolismo dei lipidi)
- diminuzione della variabilità della temperatura ambientale
- riduzione del fumo, poiché il fumo sopprime l'appetito
- maggior uso di farmaci che possono causare aumento di peso (per esempio, antipsicotici atipici)
- un incremento proporzionale dei gruppi etnici che tendono ad essere più pesanti
- gravidanza in una fase più tarda dell'età
- fattori di rischio epigenetici delle passate generazioni
- selezione naturale per il più alto indice di massa corporea
- accoppiamento selettivo che porta a un maggiore concentrazione di fattori di rischio dell'obesità (il che non necessariamente aumenta il numero di persone obese, ma aumenterebbe il peso medio della popolazione).

Anche se vi sono prove concrete a sostegno dell'influenza di questi fattori sulla crescente diffusione dell'obesità, le prove sono ancora inconcludenti e gli autori affermano che probabilmente questi hanno un peso inferiore rispetto a quelli relativi alla dieta e all'attività fisica. La disponibilità di energia alimentare pro capite varia sensibilmente tra le diverse regioni e paesi ed è anche cambiata significativamente nel corso del tempo. Dall'inizio del 1970 fino alla fine degli anni 1990, le calorie mediamente disponibili per persona al giorno (la quantità di alimenti acquistati) è aumentata in tutte le parti del mondo, tranne che nell'Europa dell'Est. Gli Stati Uniti possedevano la massima disponibilità con 3.654 calorie per persona nel 1996.

Ciò è ulteriormente aumentato nel 2003 a 3.754. Durante il tardo 1990, gli europei avevano 3.394 calorie per persona, nelle aree in via di sviluppo dell'Asia c'erano 2.648 calorie per persona mentre nell'Africa sub-sahariana gli abitanti potevano disporre di 2.176 calorie ciascuno. Il consumo calorico totale è stato correlato all'obesità. La diffusa disponibilità di linee guida nutrizionali ha fatto poco per affrontare i problemi di eccesso di cibo e di povera scelta dietetica.

Dal 1971 al 2000, i tassi di obesità negli Stati Uniti sono aumentati dal 14,5% al 30,9%. Nel corso dello stesso periodo si è verificato un aumento nella quantità media di energia alimentare consumata. Per le donne, l'aumento medio è stato di 335 calorie al giorno (1.542 calorie nel 1971 e 1.877 calorie nel 2004), mentre per gli uomini l'aumento medio si è attestato a 168 calorie al giorno (2.450 calorie nel 1971 e 2.618 calorie nel 2004).

La maggior parte di questa energia alimentare in eccesso si è dovuta all'aumento del consumo di carboidrati piuttosto che per il consumo di grassi. Le fonti primarie di questo apporto extra di carboidrati sono le bevande edulcorate che ormai coprono quasi il 25 per cento dell'energia alimentare quotidiana nei giovani statunitensi. Il consumo di bevande zuccherate è ritenuto uno dei fattori che contribuiscono maggiormente al crescente tasso di obesità.

Anche i pasti fast food hanno contribuito in maniera preoccupante all'aumento dell'obesità. Negli Stati Uniti il consumo di pasti fast food è triplicato e l'energia assunta dagli alimenti di questi pasti è quadruplicata tra il 1977 e il 1995. La politica agricola e le tecniche disponibili nel mondo occidentale, hanno portato ad una diminuzione dei prezzi degli alimenti. Negli Stati Uniti, la sovvenzione di mais, soia, grano e riso, ha le principali fonti di alimenti trasformati a buon mercato rispetto a frutta e verdura.

Uno stile di vita sedentario gioca un ruolo significativo nell'obesità. Nel mondo vi è stata una grande diminuzione del lavoro fisicamente impegnativo, e attualmente almeno il 60% della popolazione mondiale compie attività motorie insufficienti. Ciò è dovuto principalmente al crescente uso di mezzi di trasporto meccanizzati e una maggior disponibilità di elettrodomestici. Nei bambini, sembra che vi siano cali nei livelli di attività fisica. L'Organizzazione Mondiale della Sanità indica che le persone che si dedicano ad attività fisiche nel tempo libero sono in diminuzione, mentre uno studio finlandese ha evidenziato che essa non è cambiata in modo significativo. Sia nei bambini che negli adulti vi è una correlazione tra il tempo dedicato all'uso della televisione e il rischio di obesità.

Come per molte altre condizioni mediche, l'obesità è il risultato di un'interazione tra fattori genetici e ambientali. Polimorfismi nei geni diversi che controllano l'appetito e il metabolismo, predispongono all'obesità, quando però è sufficiente l'apporto alimentare. A partire dal 2006 oltre 41 di questi geni sono stati collegati allo sviluppo di obesità se contestualizzati in un ambiente favorevole. Le persone con due copie del gene FTO (gene associato alla massa grassa e all'obesità) sono state trovate, in media, pesanti 3–4 kg di più e con un rischio 1,67 volte maggiore di obesità rispetto a quelli senza l'allele di rischio. La percentuale di obesità che può essere attribuita a fattori genetici varia, a seconda della popolazione esaminata, dal 6% al 85%.

L'obesità è una caratteristica importante in diverse sindromi, come nella sindrome di Prader-Willi, la sindrome di Bardet-Biedl, la sindrome di Cohen e la sindrome di MOMO (Il termine "obesità non sindromica" è talvolta usato per escludere queste condizioni). Nelle persone con obesità grave ad esordio precoce (definita da un esordio prima dei 10 anni di età e con un indice di massa corporea oltre tre deviazioni standard al di sopra del normale) il 7% presenta una mutazione del DNA.

Gli studi che si sono concentrati su modelli di eredità, piuttosto che su geni specifici, hanno dimostrato che l'80% dei figli di due genitori obesi erano obesi, in contrasto con meno del 10% dei figli di due genitori che erano di peso normale. L'ipotesi del gene risparmiatore postula che alcuni gruppi etnici possono essere più inclini all'obesità in un ambiente equivalente. La loro capacità di approfittare dei rari periodi di abbondanza di cibo da immagazzinare sotto forma di grasso, sarebbe vantaggiosa durante i periodi di carestia e le persone con riserve adipose maggiori avrebbero maggiori probabilità di sopravvivenza.

Questa tendenza a conservare il grasso, però, sarebbe negativa in una società con una vita stabile. Questo è il motivo che fa presupporre che gli indiani Pima, che si sono evoluti in un ecosistema desertico, hanno sviluppato alcuni dei più alti tassi di obesità, quando esposti ad uno stile di vita occidentale.

Alcuni farmaci per la cura di malattie fisiche e mentali possono aumentare il rischio di obesità. Le patologie mediche che aumentano il rischio di obesità includono diverse sindromi genetiche rare (elencate sopra) così come alcune patologie congenite o acquisite: ipotiroidismo, sindrome di Cushing, deficit dell'ormone della crescita, e per i disturbi del comportamento alimentare: la sindrome del disturbo da alimentazione incontrollata e la sindrome da alimentazione notturna. Tuttavia, l'obesità non è considerata un disturbo psichiatrico e quindi non è elencata nel DSM come una malattia psichiatrica. Il rischio di sovrappeso e obesità è maggiore nei pazienti con disturbi psichiatrici che in persone che non presentano sintomi. Alcuni farmaci possono causare aumento di peso o cambiamenti nella struttura corporea. Questi comprendono l'insulina, le sulfaniluree, tiazolidinedioni, antipsicotici atipici, antidepressivi, steroidi, alcuni anticonvulsivanti (fenitoina e valproato), pizotifene e alcuni contraccettivi ormonali.

Mentre le influenze genetiche sono importanti per la comprensione dell'obesità, esse non possono spiegare l'attuale drammatico aumento sperimentato in specifici paesi o a livello globale. Per la spiegazione di queste cause, ci sono diverse teorie in proposito. La correlazione tra classe sociale e indice di massa corporea varia a livello globale. Uno studio del 1989 ha rilevato che nei paesi sviluppati le donne di una classe sociale elevata avevano meno probabilità di risultare obese. Nessuna differenza significativa è stata osservata tra gli uomini appartenenti a diverse classi sociali.

Nel mondo in via di sviluppo, donne, uomini e bambini di alte classi sociali presentavano un maggior tasso di obesità. Un aggiornamento di questo studio, effettuato nel 2007, ha trovato le stesse relazioni ma esse erano più deboli. La diminuzione della forza di correlazione è stata ritenuta causata dagli effetti della globalizzazione. Tra i paesi sviluppati, i livelli di obesità in età adulta e la percentuale di figli adolescenti che sono sovrappeso, sono correlati con le disparità di reddito.

Molte spiegazioni sono state elaborate per la correlazione tra IMC e classe sociale. Si pensa che nei paesi sviluppati, i ricchi possano permettersi cibi più sani e sono sottoposti ad una maggiore pressione sociale a rimanere snelli. Inoltre, si ritiene, che abbiano più opportunità di mantenere la forma fisica.

Lo stress e la percezione del basso status sociale sembrano aumentare il rischio di obesità. Il fumo ha un effetto significativo sul peso di un individuo. Quelli che smettono di fumare guadagnano una media di 4,4 kg per gli uomini e 5,0 kg per le donne in oltre dieci anni. Tuttavia, questa tipologia di causa ha avuto poco effetto sui tassi globali di obesità.

Il numero di bambini che una persona ha, può essere anch'esso un fattore di rischio di obesità. Il rischio per una donna con figli aumenta di circa il 7%, mentre per gli uomini del 4%. Ciò potrebbe essere in parte spiegato dal fatto che avere figli a carico comporta una riduzione dell'attività fisica per dei genitori occidentali.

Nel mondo in via di sviluppo l'urbanizzazione sta svolgendo un ruolo determinante nella crescita del tasso di obesità. In Cina i tassi complessivi di obesità sono al di sotto del 5%, ma in alcune città essi arrivano a superare il 20%. La malnutrizione nella prima infanzia è ritenuta una causa dei tassi di obesità nel mondo in via di sviluppo. Cambiamenti endocrini che si verificano durante i periodi di malnutrizione possono favorire i depositi di grasso.

Lo studio degli effetti degli agenti infettivi sul metabolismo è ancora nelle sue fasi iniziali. È stato dimostrato che la flora intestinale differisce tra soggetti magri e obesi. Non vi è un'indicazione precisa che la tipologia di flora intestinale possa influenzare il potenziale metabolico. Questa alterazione può però essere determinante per la capacità di assorbimento dei nutrienti del cibo. Se tali differenze sono la causa diretta o il risultato dell'obesità, deve ancora essere determinata in modo inequivocabile.Un'associazione tra virus e obesità è stata studiata negli esseri umani e in numerose specie animali diverse. Anche questa correlazione è ancora da determinare con precisione.

L'IMC o BMI (dall'inglese body mass index) viene calcolato dividendo il peso del soggetto per il quadrato della sua altezza espressa in metri: IMC = kg/metri ^{2}

Le definizioni più comunemente utilizzate, elaborate dall'Organizzazione mondiale della sanità nel 1997 e pubblicate nel 2000, forniscono i valori elencati nella tabella a destra. Alcune organizzazioni hanno apportato modifiche alle definizione dell'OMS. La letteratura chirurgica divide la "classe III" di obesità in ulteriori categorie i cui esatti valori sono ancora in discussione. Siccome le popolazioni asiatiche sviluppano conseguenze negative per la salute con un IMC inferiore rispetto ai caucasici, alcune nazioni hanno ridefinito l'obesità. I giapponesi definiscono l'obesità come un valore di IMC superiore a 25, mentre la Cina stabilisce un IMC maggiore di 28 per la diagnosi. I valori di un sano IMC variano con l'età e il sesso del bambino. L'obesità nei bambini e negli adolescenti è definita come un IMC maggiore rispetto al 95%.

I dati di riferimento che si basano su questi percentili sono stati elaborati tra il 1963 e il 1994 e non sono stati influenzati dai recenti aumenti dei tassi di tassi di obesità. Nel XXI secolo, l'obesità infantile ha raggiunto proporzioni epidemiche con tassi di crescita sia nel mondo sviluppato che in quello in via di sviluppo. Tassi di obesità nei ragazzi canadesi sono aumentati dall'11% nel 1980 a oltre il 30% nel 1990, mentre nei bambini brasiliani l'aumento è stato dal 4 al 14%. Per quanto riguarda l'Italia i bambini dai 6 ai 12 anni tra il 1976 e il 1980 presentavano un tasso di obesità del 7% mentre, nella stessa fascia d'età, dal 1988 al 1994 questo era del 12% per poi passare alla punta del 15% nel 2000.

Le regioni più interessate da questo problema sono prevalentemente quelle dell'Italia Meridionale, tant'è che a Napoli si registra un tasso del 16.6%. Campania, Puglia, Sicilia il tasso di popolazione in sovrappeso arriva al 23.6% e quella obesa al 13.5%.

Come per l'obesità nell'età adulta, molti fattori contribuiscono al tasso crescente di obesità infantile. La cattiva alimentazione e la scarsa attività fisica, si ritiene siano i due più importanti fattori che hanno determinato il recente aumento del fenomeno. Dato che l'obesità infantile spesso persiste in età adulta ed è associata a numerose malattie croniche, i bambini obesi sono spesso controllati per l'ipertensione, per il diabete, per l'iperlipidemia e per la steatosi epatica. I trattamenti utilizzati nei bambini sono mirati a modificare lo stile di vita.

Negli Stati Uniti, i farmaci non sono approvati dalla FDA per l'utilizzo in questa fascia di età. Il principale trattamento per l'obesità è la dieta e l'esercizio fisico. Programmi accurati di dieta possono produrre perdita di peso nel breve periodo, ma il mantenimento di esso è spesso difficile e richiede esercizio fisico e una corretta alimentazione. Le percentuali di successo del mantenimento del peso a lungo termine con il cambiamento dello stile di vita hanno valori che vanno dal 2 al 20%. Un farmaco, Orlistat (Xenical, è attualmente disponibile e approvato per l'utilizzo a lungo termine. La perdita di peso è tuttavia modesta, con una media di 2,9 kg da 1 a 4 anni e ci sono poche informazioni su come questi farmaci influenzano le complicanze a lungo termine dell'obesità.

Il suo utilizzo, è inoltre associato, a disturbi gastrointestinali e sono state espresse delle preoccupazioni circa alcuni effetti negativi sui reni. Il trattamento più efficace per l'obesità è la chirurgia bariatrica. La chirurgia per l'obesità grave porta a perdita di peso a lungo termine e una diminuzione della mortalità complessiva.

Uno studio ha rilevato che una perdita di peso compresa tra il 14% e 25% (a seconda del tipo di procedura eseguita) a 10 anni, comporta una riduzione del 29% di tutte le cause di mortalità rispetto alle misure standard di perdita di peso. Tuttavia, a causa del suo costo e il rischio di complicanze, i ricercatori sono alla ricerca di altri trattamenti efficaci ma meno invasivi.

L'obesità negli animali domestici è comune in molti paesi. I tassi di sovrappeso e obesità nei cani negli Stati Uniti variano dal 23% al 41% con circa il 5,1% che risulta obeso. Il tasso di obesità nei gatti è leggermente superiore al 6,4%. In Australia il tasso di obesità tra i cani è stato trovato essere del 7,6%. Il rischio di obesità nei cani è favorito se anche i loro proprietari sono obesi, tuttavia, non esiste una correlazione simile tra i gatti ed i loro padroni.

DIFFERENZA TRA OBESITÀ VISCERALE E SOTTOCUTANEA

Nel 1950 Jean Vague introdusse la distinzione _tra obesità androide ed obesità ginoide,_ osservando che alla prima si associava un maggior rischio di ipercolesterolemia, iperuricemia, ipertensione e ridotta tolleranza ai carboidrati. Oltre che dal punto di vista quantitativo (eccesso di massa grassa) le obesità vanno dunque indagate anche sotto l'aspetto qualitativo. Già in condizioni fisiologiche, maschio e femmina si distinguono per una diversa distribuzione della massa adiposa. Le forme corporee sono infatti legate al rapporto tra ormoni sessuali maschili (androgeni) e femminili (estrogeni). Tale fenomeno diventa evidente nel periodo post menopausale, nel quale, a causa del calo dei livelli estrogenici, si assiste ad una redistribuzione del grasso corporeo.

In condizioni patologiche tali differenze possono esacerbarsi, dando luogo ai due principali tipi di obesità:

OBESITÀ ANDROIDE (detta anche centrale, viscerale, tronculare o "a mela"): tipicamente maschile, si associa ad una maggiore distribuzione di tessuto adiposo nella regione addominale, toracica, dorsale e cerviconucale. L'obesità androide si associa inoltre ad un'elevata deposizione di adipe in sede intra viscerale (addominale o interna).

OBESITÀ GINOIDE (detta anche periferica, sottocutanea o "a pera"): tipicamente femminile, si caratterizza per una distribuzione delle masse adipose nella metà inferiore dell'addome, nelle regioni glutee ed in quelle femorali. Nell'obesità ginoide il grasso è presente soprattutto nel compartimento sottocutaneo, con conseguente elevato rapporto tra grasso superficiale e profondo.

L'obesità più pericolosa, per quanto riguarda le complicanze cardiovascolari e metaboliche, è quella androide, sia che si instauri nell'uomo sia che compaia nella donna.

Per valutare il tipo di obesità che si sta osservando è sufficiente misurare la circonferenza della vita nel suo punto più stretto (senza indossare indumenti che sfalsino la misura).

Un dato più obiettivo si ottiene calcolando il rapporto tra la circonferenza misurata a livello ombelicale (vita) e gluteo (fianchi). Tale rapporto, chiamato WHR (Waist to Hip Ratio: rapporto vita-fianchi), fa affidamento ai seguenti valori:

- si parla di obesità androide quando il rapporto WHR è maggiore di 0,85
- si parla di obesità ginoide quando il rapporto WHR è inferiore a 0,79.

In ogni caso il rapporto vita/fianchi dovrebbe essere inferiore a 0,95 per gli uomini e 0,8 per le donne. I pazienti che superano tali valori sono considerati ad alto rischio di problemi medici legati all'obesità.

Similmente al B.M.I o I.M.C, anche il WHR è un indicatore approssimativo, poiché non tiene conto del rapporto tra la massa muscolare presente nella regione glutea e in quella addominale.

L'obesità androide è frequentemente associata a diabete di tipo II, dislipidemia, patologie cardiovascolari ed iperuricemia. Tutte queste condizioni vengono sovente raggruppate nel termine "sindrome pluri metabolica" e rappresentano un grave rischio per la salute del paziente. Gli adipociti omentali (cellule adipose viscerali) risultano maggiori nell'obesità androide; in quella ginoide prevalgono invece gli accumuli adiposi sottocutanei. Indagini sperimentali hanno dimostrato che gli adipociti viscerali o interni sono più sensibili all'attività lipolitica ("dimagrante") di alcuni ormoni (catecolamine).

Chi soffre di obesità androide è quindi più fortunato da un lato, poiché il grasso viscerale tende ad essere smaltito più in fretta di quello sottocutaneo, e più sfortunato dall'altro, poiché un'immissione troppo elevata di acidi grassi nel sangue determina conseguenze negative per l'intero organismo.

Quando le molecole adipose e non (gli adipociti rilasciano anche ormoni e sostanze ad azione pro-infiammatoria) provenienti dal metabolismo del grasso viscerale raggiungono il fegato, lo "inondano" e ne alterano il funzionamento. La modificazione del metabolismo epatico provoca alterazioni di molti valori ematici e facilita l'insorgenza di iperinsulinismo/insulinoresistenza (diabete di tipo II) e malattie cardiovascolari (ipertensione, dislipidemie, infarto del miocardio). All'origine dell'obesità androide vi sono diversi fattori costituzionali (genetici, ormonali) ed ambientali (abuso di alcol). La ricerca ha evidenziato che anche nelle persone normopeso e sovrappeso possono esserci importanti accumuli di grasso intorno agli organi interni. Anche gli individui apparentemente magri possono quindi essere esposti ad un aumentato rischio per tutte le patologie tradizionalmente associate all'obesità androide.

Il grasso viscerale noto anche come grasso addominale è la parte di tessuto adiposo concentrata all'interno della cavità addominale e distribuita tra gli organi interni ed il tronco. Il grasso viscerale si differenzia da quello sottocutaneo concentrato nell'ipoderma (lo strato più profondo della cute) e da quello intramuscolare, che è invece distribuito tra le fibre dei muscoli (anche quest'ultimo sembra correlato in misura significativa all'insulino-resistenza).

L'eccesso di grasso addominale è definito dai termini "obesità centrale", "obesità addominale" ed "obesità androide". Con quest'ultimo termine si vuole sottolineare la tipica associazione del grasso viscerale con il sesso maschile ed i suoi ormoni (detti appunto androgeni). La necessità di differenziare questa forma di obesità da quella ginoide - tipica del sesso femminile e caratterizzata da accumuli adiposi concentrati nella metà inferiore dell'addome, nelle regioni glutee ed in quelle femorali - deriva dalla diversa influenza dei due fenotipi sul rischio cardiovascolare. Non si tratta quindi di una semplice differenziazione topografica, bensì di una distinzione dal grande significato fisiopatologico. Tra i due tipi di obesità, quella addominale si è chiaramente dimostrata più pericolosa, tanto da essere considerata uno dei più importanti fattori di rischio di morbosità e mortalità per malattie cardiovascolari, nonché uno dei principali fattori di rischio per il diabete di tipo II. L'esagerato accumulo di grasso centrale è inoltre associato alle complicazioni metaboliche e cardiovascolari tipiche della sindrome metabolica (ipertensione, iperlipidemia, steatosi epatica, aterosclerosi ed il già citato diabete di tipo II).

Le evidenze epidemiologiche sulla pericolosità del grasso viscerale sono state confermate in epoca più recente, grazie alla crescente mole di studi sulla funzione endocrina del tessuto, o meglio dell'organo adiposo. Si è visto, in particolare, che il grasso addominale ha caratteristiche diverse rispetto a quello sottocutaneo, sia sotto il profilo cellulare sia sotto l'aspetto degli effetti che tali cellule espletano sull'equilibrio endocrino-metabolico dell'organismo.

E' infatti dimostrato che gli adipociti bianchi del grasso viscerale sono particolarmente attivi nel rilascio di adipochine, sostanze dotate di effetti locali (paracrini), centrali e periferici (endocrini). Attraverso il rilascio diretto o indiretto di queste sostanze, il grasso viscerale controlla l'appetito ed il bilancio energetico, l'immunità, l'angiogenesi, la sensibilità all'insulina ed il metabolismo lipidico.

Una delle adipochine più conosciute, l'adiponectina, migliora la sensibilità insulinica ed è dotata di attività antinfiammatoria; i suoi livelli, a differenza di quelli di molte altre adipochine, sono più bassi nell'obeso rispetto al normopeso. Per contro, l'eccesso di grasso viscerale aumenta il rilascio di sostanze quali l'interleuchina 6 (IL-6), la resistina ed il TNF-α (citochine con attività pro- infiammatoria), il PAI-1 (effetto pro-trombotico) e l'ASP (attività stimolante sulla sintesi di trigliceridi ed inibitoria sull'ossidazione degli acidi grassi).

L'eccessivo aumento volumetrico degli adipociti, causato dal cospicuo accumulo di trigliceridi, ne determina la morte e la conseguente lisi da parte dei macrofagi, che aggrediscono i vacuoli lipidici con ulteriore aumento dello stato infiammatorio dell'organismo (salgono anche i livelli di proteina C reattiva, attualmente considerata un importante fattore di rischio cardiovascolare).

Il numero di macrofagi presenti nel tessuto adiposo è proporzionale al grado di obesità, o meglio all'ipertrofia degli adipociti tipicamente associata all'obesità. Si ha così una sorta di reazione da corpo estraneo, con conseguente infiammazione cronica che, se perpetuata nel tempo, predispone a importanti malattie metaboliche.

La riduzione nella sintesi e nel rilascio di ossido nitrico, un gas dalla potente azione vaso dilatatoria, contribuisce ad elevare ulteriormente il rischio aterosclerotico. Questo gas favorisce la lipolisi ed è uno stimolo di proliferazione delle cellule adipose brune, che al contrario di quelle bianche non accumulano i lipidi ma li bruciano, vuoi per mantenere la temperatura corporea negli ambienti freddi, vuoi per sbarazzarsi degli eccessi alimentari che altererebbero l'equilibrio metabolico.

La sintesi di ossido nitrico, attivo anche nell'angiogenesi e nella mitocondriogenesi locale (che probabilmente impedirebbe la sopraccitata morte degli adipociti per ipossia da eccessivo accumulo lipidico), è inibita dal TNF-α, un'adipochina rilasciata in grandi quantità dal tessuto adiposo bianco viscerale ipertrofico e dai macrofagi che l'aggrediscono.

La particolare collocazione anatomica del grasso viscerale fa sì che le adipochine e le altre sostanze rilasciate confluiscano direttamente nel sistema venoso portale, che le trasporta al fegato. Il ruolo metabolico di primo piano ricoperto da questa ghiandola contribuisce a spiegare la grande influenza del grasso viscerale sulla salute dell'intero organismo.

Caratteristica tipica del grasso viscerale è la maggiore sensibilità agli stimoli lipolitici, dal momento che l'azione della lipoprotein-lipasi omentale è del 50% maggiore rispetto a quella del grasso sottocutaneo. Ciò significa che in caso di dimagrimento, il primo grasso ad essere "bruciato" è proprio quello viscerale.

__L'eccesso di grasso addominale è in diretto rapporto con la circonferenza della vita. In particolare, il rischio cardiovascolare diventa clinicamente rilevante quando si raggiungono i valori soglia di 102 cm di circonferenza a livello ombelicale nell'uomo e 88 cm nella donna.__

Per cercare di spiegare la correlazione tra eccesso di grasso omentale e diabete di tipo II, è stato dimostrato che l'elevato flusso di acidi grassi, provenienti dagli adipociti viscerali e diretti al fegato, aumenta la produzione di VLDL (che come sappiamo possono essere successivamente trasformate nelle pericolose LDL - colesterolo cattivo, che predispongono al processo ateromatoso).

Promuove inoltre la gluconeogenesi e riduce la clearance epatica dell'insulina, con conseguente aumento dei livelli di quest'ormone in circolo. Oltre agli acidi grassi provenienti dai depositi adiposi viscerali, bisogna anche e comunque tener conto dell'azione delle adipochine stesse. L'interleuchina-6, ad esempio, a livello epatico stimola la gluconeogenesi e la secrezione di trigliceridi, con iperinsulinemia compensatoria.

L'elevata presenza in circolo di acidi grassi liberi fa sì che questi nutrienti si mettano "in concorrenza" con il glucosio per l'entrata nelle cellule, in particolare in quelle muscolari. Di conseguenza si verifica un aumento della glicemia, in risposta alla quale il pancreas aumenta il rilascio di insulina. Il doppio contributo epato-pancreatico all'iperinsulinemia fa sì che nonostante gli alti valori glicemici siano presenti in circolo grandi quantità di insulina; si parla, in questi casi, di insulino-resistenza, cioè di una condizione caratterizzata dalla ridotta risposta biologica dei tessuti all'azione insulinica. Non a caso, la rimozione chirurgica del tessuto adiposo viscerale in ratti moderatamente obesi è in grado di normalizzare l'insulino-resistenza.

L'insulino-resistenza e l'iperinsulinemia sono responsabili di tutte quelle alterazioni del metabolismo del glucosio che spaziano dall'alterata glicemia a digiuno, alla ridotta tolleranza al glucosio, fino al diabete conclamato. Queste alterazioni, unitamente a quelle altrettanto negative sul metabolismo lipidico, rendono ragione del maggior rischio cardiovascolare del soggetto con obesità viscerale rispetto al normopeso.

OBESITÀ INFANTILE

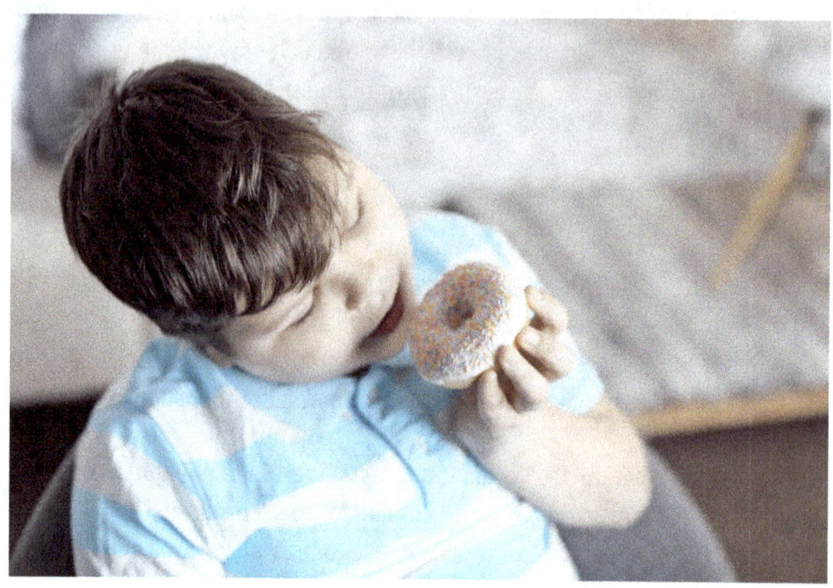

Il numero di bambini europei in sovrappeso o addirittura obesi è in continuo aumento. Per quanto riguarda l'Italia, una recente indagine condotta nelle scuole elementari dal Ministero della Salute ha rivelato che ogni cento bambini della classe terza elementare 24 sono in sovrappeso e 12 sono obesi. Complessivamente si stimano oltre un milione di bambini tra i sei e gli undici anni con problemi di obesità e sovrappeso: più di un bambino su tre.

Il rischio obesità

L'obesità può essere riconducibile a diverse cause: può avere origini ereditarie, può essere indotta da farmaci, può dipendere da complesse sindromi a livello del sistema endocrino o da lesioni dell'ipotalamo nel cui nucleo è stato identificato il "centro della sazietà di natura traumatica, tumorale o infiammatoria. Nella maggior parte dei casi, tuttavia, è dovuta ad abitudini alimentari errate, alla carenza di attività fisica e ad un alto grado di sedentarietà. La probabilità di diventare obesi è più alta nei bambini con genitori obesi. Inoltre è accertato che l'obesità infantile rappresenta un fattore di obesità nell'età adulta, in quanto i suoi principali determinanti dipendono da stili di vita e comportamenti che si instaurano nell'età evolutiva, l'aumentato contenuto energetico della dieta e l'acquisizione di stili di vita sedentari.

Le patologie connesse

L'obesità nel bambino, oltre a provocare affaticabilità e disturbi nella normale motilità quotidiana, può causare e aggravare alcune patologie a livello osteo- articolare quali la scoliosi, l'appiattimento dell'arco plantare e il valgismo del ginocchio. A livello dell'apparato digerente causa disturbi quali stipsi, meteorismo e dolori addominali. Altri fenomeni connessi con l'obesità interessano l'apparato respiratorio (dispnea, tosse, catarro) e quelle cardiocircolatorio (pressione arteriosa più elevata rispetto ai bambini in normopeso). Col progredire dell'età l'obesità può limitare la capacità di adattamento sociale e, nell'adolescenza, può incidere negativamente sull'autostima.

Le complicanze in età adulta

L'obesità predispone a una serie di patologiedell'età adulta che si riflettono in una mortalità generale maggiore in tutte le fasce di età, sebbene risulti più evidente in quelle più avanzate. La causa principale di questo fenomeno è una più alta incidenza dell'ipertensione arteriosa, di alterazioni del metabolismo degli zuccheri (che può andare dall'intolleranza verso i carboidrati al diabete mellito conclamato), dell'eccesso di grassi nel sangue (soprattutto trigliceridi e colesterolo), dell'ipertrofia del cuore dovuta al maggior lavoro e della patologia coronarica. Inoltre si può riscontrare una riduzione dell'efficienza respiratoria a causa del sollevamento del diaframma spinto dal tessuto adiposo presente nella cavità addominale. In risposta all'ipoventilazione polmonare che ne consegue possono manifestarsi sintomi quali sonnolenza, aumento abnorme dei globuli rossi ed eccessivo appetito.

Il fegato va frequentemente incontro a "steatosi", un aumento del contenuto di grasso all'interno delle cellule che può evolvere verso processi infiammatori o degenerativi tali da compromettere la funzionalità dell'organo. Rilevanti anche le complicanze osteoarticolari a carico del ginocchio, del rachide lombo-sacrale e delle anche.

Il trattamento dell'obesità infantile

Nel trattamento dell'obesità infantile è necessario tenere nella dovuta considerazione le peculiari esigenze della crescita e affrontare il problema con tutte le cautele del caso. Innanzitutto bisogna sempre tener presente che qualsiasi trattamento deve essere individualizzato, ed è quindi indispensabile rivolgersi allo specialista. Senza dubbio, poiché il bambino è in fase di accrescimento, la dieta cui sarà sottoposto dovrà comunque essere concepita in modo da non deprimere questo importante processo fisiologico; la riduzione calorica dovrà pertanto essere modesta e non drastica, e dovràcomunque salvaguardare l'apporto di tutti i principi nutritivi necessari. Bisogna poi tener presente che, a differenza di quanto si verifica nell'adulto, spesso il bambino non ha alcuna motivazione psicologica che lo spinga ad affrontare sacrifici per perdere peso. La dieta quindi non dovrà essere "punitiva", e gli alimenti si differenzieranno solo quantitativamente e non qualitativamente da quelli degli altri componenti il nucleo familiare. Bisognerà puntare molto sull'incremento dell'attività fisica, prediligendo attività sportive all'aria aperta facili e divertenti, ma evitando competizioni atletiche che potrebbero essere motivo di insuccessi e frustrazioni. Tutto questo, ovviamente, con la massima attenzione al possibile "effettocollaterale" di esacerbare gli eventuali problemi di autostima del bambino in sovrappeso od obeso.

La prevenzione

La maggior parte degli studi di prevenzione dell'obesità sono rivolti in modo specifico ai bambini in ambito scolastico. Il ruolo della famiglia tuttavia è sempre determinante nell'impostare, fin dalla primissima infanzia, dei corretti stili di vita che orientino in modo naturale il bambino verso un'alimentazione sana, varia e bilanciata e verso la pratica dell'attività fisica.

Il controllo del peso materno durante la gravidanza

Prima ancora, tuttavia, la prevenzione deve cominciare già dalla vita intrauterina, attraverso il controllo del peso materno durante la gravidanza. Se si interviene per tempo per mantenere le variazioni ponderali della futura mamma entro valori normali, sarà automaticamente ridotta anche la probabilità che il nascituro diventi obeso. È quindi importante un accurato controllo dell'alimentazione della gestante, in particolare durante l'ultimo trimestre di gravidanza, quando nel feto si avrà il massimo accumulo di tessuto adiposo. Ma qual è il giusto incremento ponderale della gestante? Sebbene esista una variabilità da donna a donna, si considera normale un aumento di peso intorno ai 9-12 kg (16-20 kg in caso di gravidanza gemellare). Nel primo trimestre la variazione ponderale media è di 1,6 kg, ma nelle donne che hanno nausea e vomito può anche essere nulla o addirittura negativa. Nel secondo trimestre l'incremento è di circa 4 kg, anche se si ritengono normali incrementi sino a 6,7 kg. Nel terzo trimestre l'incremento medio è compreso tra i 4 e i 5 kg.

Educare il bambino

Nell'allevare il bambino si deve riuscire a trasmettergli soprattutto conl'esempio l'importanza di un'alimentazione varia, sana, e dell'adozione di stili di vita salutari in cui l'attività fisica abbia il giusto spazio. In generale, i punti principali su cui dovremo focalizzare la nostra e la sua attenzione sono essenzialmente quattro:

- prestare attenzione alla "densità energetica" degli alimenti e alla"salubrità" della dieta (ridurre l'apporto dei grassi, ridurre il consumo di bibite gassate, aumentare le porzioni di frutta e verdura, ecc.);
- razionalizzare il "ritmo" dei pasti, che dovrebbero essere cinque al giorno: prima colazione, spuntino di metà mattino, pranzo, merenda e cena;
- ridurre le ore trascorse davanti alla televisione o al computer ed essere più attivi nella vita quotidiana, preferendo attività ludiche all'aria aperta e praticando sport;
- controllare il peso corporeo.

La densità energetica degli alimenti

Gli alimenti, a parità di peso, contengono quantità molto variabili di energia. Allo scopo di contenere il rischio di sovrappeso e di obesità, nella dieta dei bambini e dei ragazzi (ma anche in quella degli adulti) è sempre opportuno privilegiare gli alimenti ricchi di fibra, vitamine e sali minerali, quali la frutta e le verdure. Vanno invece consumati con moderazione i cibi troppo grassi. Questo non significa necessariamente negare ai bambini tutti i piaceri del palato: possono bastare alcuni semplici accorgimenti per rendere più "leggere" alcune preparazioni senza nulla togliere alla loro gradevolezza. Nel preparare un dolce, ad esempio, si può sostituire il burro con dello yogurt e si può farcire con frutta fresca invece che con creme; sempre con della frutta fresca, al posto delle marmellate, si possono preparare delle ottime crostate. Attenzione anche alle tecniche di cottura: cottura a vapore, pentole a pressione, padelle antiaderenti, forno a microonde e anche forno tradizionale possono aiutare a limitare l'uso dei grassi di condimento.

Il "ritmo" dei pasti

I tempi serrati della vita moderna ci hanno indotto negli anni a comprimere il numero dei pasti nell'arco della giornata, riducendoli sostanzialmente a due o tre: una veloce prima colazione (spesso sostituita da un semplice caffè), il pranzo e la cena. Questa cattiva abitudine è ormai largamente diffusa anche in Italia, ed è stata trasmessa ai più piccoli. L'assenza di una buona prima colazione di spuntini intermedi fa sì però che si arrivi al pranzo e alla cena troppo affamati, con la quasi inevitabile conseguenza di assumere più calorie del necessario. Un'alimentazione frazionata, al contrario, permette di acquisire un comportamento alimentare più equilibrato, riducendo l'apporto energetico dei pasti nel loro complesso e favorendo il mantenimento del peso corporeo ideale. Si raccomanda la suddivisione della razione alimentare quotidiana in cinque pasti, a intervalli di circa tre ore l'uno dall'altro. Una distribuzione razionale dell'assunzione di cibo in termini energetici dovrebbe prevedere una prima colazione sostanziosa, uno spuntino, un pranzo (il pasto principale), un secondo spuntino, una cena leggera.

L'attività fisica

Gli stili di vita propri della nostra società sono caratterizzati da un'estrema sedentarietà, in cui l'attività fisica trova sempre meno spazio. La crescente diffusione del sovrappeso e dell'obesità è dovuta, almeno in parte, proprio a questa preoccupante involuzione. Anche i più giovani trascorrono gran parte delle loro giornate senza dedicarsi all'attività fisica; oltre alle ore dedicate allo studio, che obbligano alla sedentarietà, anche quelle dello svago si spendono spesso davanti alla tv, alla playstation, al computer o comunque in attività non impegnative fisicamente. Soltanto una piccola parte di loro, inoltre, pratica regolarmente un'attività sportiva.

Ma un basso dispendio energetico favorisce lo sbilanciamento dell'equilibrio tra entrate e uscite caloriche. Nel quadro di una buona prevenzione del sovrappeso e dell'obesità, è bene pertanto affiancare al controllo delle "entrate", attraverso un'alimentazione equilibrata, anche l'incremento delle "uscite", con uno stile di vita fisicamente più attivo.

Un obiettivo ottimale per i bambini potrebbe essere quello di dedicare un'ora al giorno al gioco all'aria aperta, e almeno mezz'ora due o tre volte alla settimana a una vera e propria attività sportiva con un grado medio-alto di dispendio energetico.

Il controllo del peso

Controllare regolarmente il peso è di importanza fondamentale nella prevenzione dell'obesità. Per i bambini questo dato deve essere rilevato almeno tre o quattro volte l'anno, ma la frequenza va incrementata in caso di problemi particolari.

La misurazione deve essere effettuata con una bilancia affidabile, e cercando di ridurre al minimo le variabili che potrebbero alterare il confronto tra i valori rilevati in tempi diversi; è quindi opportuno pesare il bambino sempre alla stessa ora (preferibilmente al mattino e a digiuno) e privo di indumenti.

Dormire poco favorisce obesità e diabete

Dormire è essenziale per la vita, supporta numerose funzioni fisiologiche e psicologiche tra cui la riparazione dei tessuti, la crescita, il rafforzamento della memoria e l'apprendimento. Nonostante gli adulti abbiano una soggettiva necessità di ore di sonno, gli esperti affermano che dormire meno di 7 ore per notte per lunghi periodi può avere effetti negativi per il cervello e il corpo.

Quando si esaminano le relazioni tra sonno e metabolismo, è spesso difficile determinare se particolari condizioni metaboliche condizionano il sonno oppure se sono la qualità e la quantità del sonno a condizionare il metabolismo. Ad esempio si rilevano periodi più lunghi di sonno profondo in persone fisicamente attive e in chi ha un'iperattività della tiroide, entrambe queste condizioni sono associate ad un metabolismo più veloce. Al contrario, persone con un'ipoattività della tiroide o chi ha un metabolismo più lento, godono di una minore quantità di ore di sonno profondo.

Tornando al rapporto sonno-metabolismo, si può constatare che la carenza di sonno è correlata ad indesiderabili alterazioni dell'attività metabolica. Per esempio un aumento dei livelli ematici di cortisolo (ormone coinvolto nella risposta allo stress) ha degli effetti sulla risposta immunitaria, sulla capacità dell'organismo di far fronte all'ipoglicemia e sul controllo dell'appetito. Tali variazioni si riscontrano in chi subisce interruzioni del sonno, ad esempio da parte di neonati o per una malattia. Il risultato finale è che la normale attività del nostro organismo è disturbata dalla mancanza di sonno, soprattutto per le indiscutibili conseguenze metaboliche.

Studi epidemiologici e di laboratorio suggeriscono che la perdita di ore di sonno può giocare un ruolo nell'aumento della prevalenza del diabete e dell'obesità. La relazione tra diminuzione delle ore di sonno, aumento di peso e rischio di diabete interessa le alterazioni nel metabolismo del glucosio, l'aumento dell'appetito e la diminuzione del consumo energetico.

Brevi periodi di riposo notturno sono associati ad una diminuzione della tolleranza al glucosio e ad un aumento dei livelli ematici di cortisolo. "Tolleranza al glucosio" è il termine utilizzato per descrivere come il corpo controlla la disponibilità del glucosio ematico per i tessuti e per il cervello. Alti livelli ematici di glucosio e di insulina, a digiuno, indicano una scarsa capacità dell'organismo di utilizzare il glucosio. È stato dimostrato che una bassa tolleranza al glucosio è un fattore di rischio per il diabete di tipo 2. La ricerca ha evidenziato che un lungo periodo di restrizione delle ore di sonno (< 6,5 ore per notte) può portare ad una diminuzione del 40 % di tolleranza al glucosio. Diversi studi riportano che in molte persone esiste un'associazione tra la riduzione dell'abituale durata del periodo di riposo notturno e l'aumento dell'indice di massa corporea (IMC). Un ridotto periodo di sonno viene associato a modificazioni degli ormoni deputati al controllo dell'appetito: i livelli di leptina (che riduce l'appetito) risultano bassi, mentre i livelli di grelina (un ormone stimolante l'appetito) sono elevati. Tali effetti si rilevano quando la durata del sonno è inferiore alle 8 ore. Questo suggerisce che la diminuzione delle ore di sonno è un fattore di rischio per l'obesità. Uno studio di controllo condotto su maschi sani ha evidenziato che un periodo di sonno di circa 4 ore per notte è associato ad un significativo aumento del desiderio di consumare alimenti ipercalorici con un alto contenuto di carboidrati (dolci, cibi salati o ricchi di amido).2 È stato visto, inoltre, che l'appetito è aumentato.

Dedicare poco tempo al sonno permette di avere a disposizione più tempo per mangiare e bere – ci sono alcune ricerche che mostrano che questo è uno dei motivi per cui si considerano i ridotti periodi di riposo notturno dei fattori predisponenti per l'obesità. Dal punto di vista del bilancio energetico, le persone che dormono poco sono verosimilmente fisicamente meno attive e ciò comporta un minor dispendio energetico. Considerati insieme, l'aumento dell'appetito, del desiderio di cibo e la diminuzione dell'attività fisica costituiscono una convincente spiegazione del ruolo svolto dal sonno sulla gestione del peso. Il problema dell'apnea nel sonno colpisce circa il 24 % degli uomini e il 9 % delle donne. Questa patologia è caratterizzata da pause nel respiro durante il sonno, che causano un disturbo del riposo notturno e un affaticamento durante la giornata.

Esiste una forte associazione tra questo disturbo e l'obesità. Alcuni studi hanno evidenziato che le persone affette da apnea nel sonno presentano anomale modalità di riposo che possono esacerbare disturbi metabolici associati alla diminuzione delle ore di sonno, come l'aumento dell'appetito. Perciò l'apnea nel sonno, causata dall'obesità, può influenzare l'appetito e il dispendio energetico promuovendo a sua volta l'obesità. Sono quindi necessarie altre ricerche per comprendere completamente questa relazione. La mancanza di sonno di alta qualità sembra incidere sui meccanismi fisiologici che regolano il bilancio energetico, cioè sull'appetito, sulla sete e sul dispendio energetico. Accanto a questo, la mancanza di riposo influisce negativamente sulla capacità dell'organismo di utilizzare il glucosio e può aumentare il rischio di diabete di tipo 2. Non è chiaro, ad ora, come i cambiamenti dei periodi di riposo possano essere usati per creare condizioni favorevoli per la gestione del peso corporeo e per la riduzione del rischio delle malattie ad esso correlate.

Legame tra obesità e diabete

Sembra che il nesso sia nella «morte» delle cellule del grasso, degli adipociti. Il meccanismo per cui avviene è anche innesco del diabete. E troppe cellule di grasso ha una persona, più muoiono, più è favorito lo squilibrio metabolico che esprime il blocco dell'ormone insulina e quindi quell'eccesso di zucchero nel sangue noto come diabete.

La scoperta è del gruppo diretto da Saverio Cinti, direttore del Centro obesità dell'università di Ancona. Nel 2005 si è scoperto che l'infiammazione che caratterizza il tessuto adiposo, e che è fortemente implicata nell'insorgenza del diabete di tipo 2, è dovuta alla morte degli adipociti obesi. Successivamente, nel 2008, si è scoperto che gli adipociti viscerali sono più fragili e quindi più propensi alla morte di quelli del tessuto sottocutaneo, offrendo così una possibile spiegazione al fatto che l'accumulo di grasso viscerale (a mela, più frequente nel sesso maschile) è più pericoloso per le conseguenze metaboliche di quello sottocutaneo (a pera, più frequente nel sesso femminile).

Si tratta di un tipo particolare di morte che può essere indotta da diversi fattori, interni o esterni alle cellule. Si chiama piroptosi (perché è associata ad una vivace reazione da parte dell'organismo, che spesso implica la presenza di febbre).

A differenza dell'apoptosi, la più nota di morte cellulare programmata, la piroptosi evoca una risposta infiammatoria indotta dall'attivazione di una reazione molecolare cellulare detta inflammosoma che implica l'attivazione di un enzima, la caspasi1. Questo enzima, a sua volta, attiva e promuove la secrezione di citochine infiammatorie, che provocano una serie di danni che vanno dall'interferenza funzionale con il recettore insulinico, provocando quindi il diabete tipo 2, alla possibilità di attivazione di meccanismi di autoimmunità e, forse, anche di stimolo alla degenerazione neoplastica.

Il diabete di tipo 2 è, infatti, la più diffusa complicanza dell'obesità, in quanto circa l'85% dei pazienti con diabete di tipo 2 è obesa, ed è noto che le persone obese hanno maggiore propensione, circa 2-3 volte rispetto ai magri, al carcinoma dell'esofago, della mammella e del colon.

La scoperta apre nuove prospettive per la prevenzione e il trattamento di queste importanti malattie, come per esempio l'uso di antiinfiammatori specifici. E non sarebbe male, visto che il diabete affligge oltre 370 milioni di persone nel mondo, 33 milioni in Europa. Uccidendo un europeo ogni due minuti e costando da solo circa il 15% della spesa sanitaria globale.

IPERLIPIDEMIA

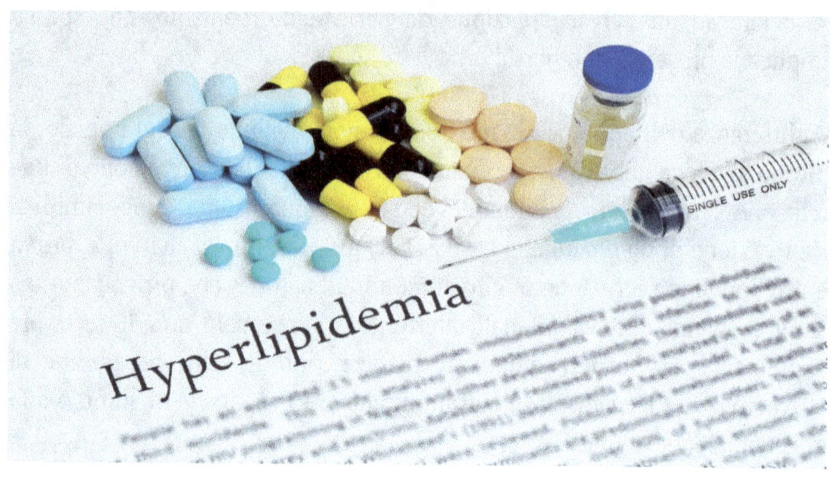

Per iperlipidemia si intende un eccesso di colesterolo nel sangue; più precisamente ci si riferisce ad un aumento del colesterolo trasportato dalle lipoproteine a bassa densità (LDL), comunemente definito "colesterolo cattivo". Il colesterolo, come tutti i lipidi, non è solubile in acqua, per cui per il suo trasporto nel sangue viene veicolato da proteine, chiamate apolipoproteine (APO). Il complesso formato dalle apolipoproteine, dal colesterolo, da trigliceridi e da fosfolipidi costituisce le lipoproteine, particelle relativamente voluminose che circolano nel sangue allo scopo di trasportare i grassi verso tutti i tessuti.

In condizioni di digiuno (cioè quando si effettuano le analisi), il colesterolo presente nel sangue è per la maggior parte (60-75%) quello trasportato dalle LDL, per cui il dosaggio del colesterolo plasmatico totale è un indice, anche se approssimativo, del colesterolo LDL. Tuttavia, poiché una buona percentuale di colesterolo è trasportato anche da altre lipoproteine (VLDL e HDL), per una più esatta valutazione della colesterolemia è preferibile dosare le LDL. Questa modalità permette di distinguere il colesterolo LDL (colesterolo "cattivo") da quello HDL (colesterolo "buono").

Le LDL (che sono un prodotto del metabolismo delle VLDL di sintesi epatica) trasportano il colesterolo dal fegato ai tessuti, dove viene utilizzato per una varietà di processi; quando però le LDL sono presenti in concentrazioni eccessive, il loro accumulo nella parete arteriosa promuove lo sviluppo dell'aterosclerosi. Di conseguenza l'iperlipidemia da LDL rappresenta uno dei maggiori fattori di rischio per le malattie cardiovascolari. Al contrario, le HDL sono responsabili del "trasporto inverso" del colesterolo, cioè rimuovono il colesterolo in eccesso dai tessuti e lo trasportano al fegato. Di qui viene eliminato nel lume intestinale in parte come sali biliari e in parte come colesterolo libero. Le HDL svolgono quindi una funzione protettiva sullo sviluppo delle malattie cardiovascolari. Un eccesso di colesterolo HDL è pertanto un fattore favorevole.

In fase post-prandiale, nel sangue prevale invece il colesterolo trasportato dalle lipoproteine di origine intestinale (chilomicroni). Il loro dosaggio viene effettuato soltanto in situazioni particolari. L'identificazione dell'iperlipidemia quale fattore di rischio cardiovascolare (cioè un fattore che aumenta la probabilità di sviluppare un evento cardiovascolare) è il risultato di una lunga serie di studi epidemiologici che hanno messo in evidenza la correlazione tra colesterolemia (valori del colesterolo nel plasma) ed eventi ischemici cardiovascolari, in primo luogo l'infarto del miocardio e la mortalità cardiovascolare, della quale l'infarto miocardico e l'ictus cerebrale costituiscono le cause più frequenti.

In diversi studi è emerso chiaramente che i vari fattori di rischio esaminati (principalmente ipertensione, fumo, diabete, obesità, familiarità per cardiopatia ischemica e bassi livelli di HDL) si potenziano a vicenda, per cui tanto più numerosi sono i fattori di rischio in un singolo individuo, tanto maggiore sarà la probabilità di morte per cause cardiovascolari. I risultati degli studi clinici condotti in quest'ultimo decennio con le statine hanno definitivamente dimostrato che la riduzione farmacologica della colesterolemia determina una diminuzione degli eventi ischemici e un aumento della sopravvivenza rispetto ai soggetti non trattati, confermando così l'importanza della colesterolemia quale fattore di rischio cardiovascolare.

Il colesterolo alimentare (colesterolo esogeno) è assorbito dall'intestino ed è incorporato, insieme a trigliceridi, fosfolipidi e apolipoproteine (principalmente APOB 48) nei chilomicroni formati dalle cellule epiteliali della mucosa intestinale, gli enterociti. La quantità giornaliera massima assorbibile è circa 500 mg/die. Dopo che i chilomicroni hanno rilasciato i loro trigliceridi al tessuto adiposo, per azione della lipoproteinlipasi endoteliale, le particelle rimanenti si staccano dalla superficie endoteliale e trasportano il colesterolo esogeno al fegato.

Nel fegato una parte del colesterolo esogeno è eliminata nella bile, sia come acidi biliari che come colesterolo libero. La quantità di colesterolo convertita in sali biliari (normalmente circa 200-400 mg/die) è regolata dalla quantità di sali biliari che sono riassorbiti dall'intestino e ritornano al fegato: circolazione entero-epatica degli acidi biliari.

Una parte maggiore del colesterolo esogeno è invece incorporata, insieme al colesterolo sintetizzato nel fegato (colesterolo endogeno) nelle VLDL (very low density lipoproteins o lipoproteine a densità molto bassa). Le VLDL contengono anche trigliceridi di sintesi endogena, fosfolipidi e apolipoproteine (principalmente APOB 100).

L'entità della biosintesi epatica di colesterolo endogeno è controllata dalla concentrazione intracellulare di colesterolo, attraverso la regolazione dell'attività dell'enzima idrossimetilglutaril-CoA reduttasi (HMGCoA-reduttasi), che converte l'idrossimetilglutaril-CoA in acido mevalonico, precursore del colesterolo. Una concentrazione intracellulare elevata di colesterolo (come si ha in caso di un apporto elevato di colesterolo esogeno) inibisce l'enzima HMGCoA-reduttasi e di conseguenza inibisce anche la sintesi del colesterolo endogeno.

Questa influenza inversa tra colesterolo esogeno e colesterolo endogeno prende il nome di regolazione a "feedback" negativo. In questo modo il fegato tenta di compensare una eccessiva introduzione di colesterolo con gli alimenti, con la riduzione della propria sintesi di colesterolo endogeno, cercando di mantenere costante la colesterolemia.

L'altro meccanismo di compenso è rappresentato dalla eliminazione dei sali biliari e del colesterolo nella bile, che aumenta con l'aumentare dell'introito di colesterolo esogeno (meccanismo a "feedback" positivo). Questi meccanismi di compenso non sono però totalmente efficienti, per cui ne risulta che la colesterolemia di solito si modifica entro i limiti del 15% in dipendenza dell'apporto dietetico, benché variazioni estreme di questo possano far variare la colesterolemia sino al 30% del valore iniziale. Una volta secrete dal fegato, le VLDL subiscono lo stesso catabolismo dei chilomicroni: i trigliceridi sono idrolizzati dalla lipoproteinlipasi endoteliale e vengono liberate le particelle rimanenti o lipoproteine a densità intermedia (IDL). Una parte delle IDL è rimossa dagli epatociti per essere catabolizzata, mentre il 50-90% è convertito in LDL, per azione della lipasi epatica. Come già visto, le LDL sono le principali lipoproteine deputate al trasporto del colesterolo nel plasma e rappresentano un importante fonte di colesterolo per i tessuti, in quanto la loro captazione permette alle cellule di utilizzare il colesterolo (dietetico ed epatico) per la sintesi delle membrane cellulari e, per quanto riguarda le ghiandole endocrine, per la sintesi degli ormoni steroidei.

La captazione delle LDL da parte delle cellule avviene ad opera di un recettore specifico, presente sulla superficie cellulare, che lega le LDL e le trasporta all'interno della cellula, con un processo chiamato endocitosi recettore-mediata. Il recettore per le LDL (LDL-R) lega le APOB 100. Il 70% delle LDL circolanti è rimosso dal fegato, il restante dai tessuti periferici.

L'innalzamento dei valori plasmatici delle LDL può determinarsi attraverso due meccanismi fisiopatologici:

- **aumento della produzione epatica delle VLDL.** Poiché le VLDL sono i precursori delle LDL, un'eccessiva produzione di VLDL comporta necessariamente un aumento delle LDL plasmatiche

- **insufficiente rimozione delle LDL** dal circolo per deficit dei recettori specifici LDL-R.

In base alle cause, le iperlipidemie possono essere distinte in primitive o secondarie. Le prime non risultano associate ad altre malattie che possono alterare il metabolismo lipidico, mentre le seconde sono causate da altre affezioni in grado di influenzare il metabolismo delle lipoproteine (cirrosi biliare primitiva, epatopatie con stasi biliare, diabete mellito, ipotiroidismo, sindrome nefrosica, uso prolungato di farmaci come i cortisonici e contraccettivi orali). Le iperlipidemie primitive comprendono: una forma di gran lunga la più frequente (> 85% delle iperlipidemie), la iperlipidemia poligenica, e meno frequenti forme familiari, fra le quali la più comune è la iperlipidemia familiare.

L'iperlipidemia poligenica è una malattia ad eziologia multifattoriale, causata da fattori ambientali (dieta ad alto contenuto di grassi saturi e inattività fisica) che agiscono in presenza di fattori genetici predisponenti; i deficit genetici riguardano probabilmente i meccanismi di feedback, ai quali si è accennato, compromettendo così la capacità dell'organismo di compensare adeguatamente l'eccesso lipidico della dieta. Inoltre, quando un eccesso di colesterolo alimentare raggiunge il fegato (attraverso le particelle rimanenti dei chilomicroni), gli elevati livelli di colesterolo intracellulare sopprimono la sintesi dei recettori LDL epatici e la conseguente riduzione della captazione delle LDL circolanti causa l'aumento della colesterolemia. La concentrazione di colesterolo totale è di solito compresa tra 240 e 350 mg/dl. I grassi saturi sono particolarmente abbondanti nella carne, nel latte e derivati, nelle uova. Al contrario i grassi polinsaturi, ricchi di doppi legami, contenuti negli oli vegetali e nel pesce, svolgono un ruolo protettivo nei confronti dell'iperlipidemia; fa eccezione l'olio d'oliva, poiché l'acido oleico contiene un solo doppio legame.

L'iperlipidemia familiare, patologia a trasmissione autosomico dominante, è associata ad una mutazione del gene che codifica il recettore delle LDL, localizzato sul braccio corto del cromosoma 19. La forma eterozigote ha una incidenza di 1 caso ogni 500 individui, mentre la forma omozigote è molto più rara (1 caso ogni milione di individui). I livelli plasmatici di colesterolo totale nel sangue sono circa 275-500 mg/dl negli eterozigoti e >500 mg/dl negli omozigoti.

La terapia dell'iperlipidemia prevede come intervento iniziale e imprescindibile una dieta a basso contenuto di grassi saturi (inferiore al 7% delle calorie totali) e in particolare di colesterolo (meno di 200 mg giornalieri). Solo nel caso in cui la dieta risultasse inefficace ad ottenere una soddisfacente riduzione della colesterolemia (come molto spesso accade) è prevista la contemporanea assunzione di farmaci, che debbono essere comunque affiancati alla dieta. Alla dieta deve essere affiancato uno stile di vita adeguato, che, secondo le linee guida dell'Adult Treatment Panel, deve comprendere regolare attività fisica, interruzione del fumo e riduzione di peso.

I farmaci indicati per il trattamento dell'iperlipidemia comprendono: statine, fibrati, resine a scambio ionico, ezetimibe, probucolo, acido nicotinico. Le statine sono sicuramente i farmaci più efficaci nel ridurre i livelli plasmatici di colesterolo LDL, mentre risulta relativamente meno efficace la loro azione sulla riduzione dei trigliceridi e sull'incremento delle HDL. L'entità della riduzione della colesterolemia LDL che può essere raggiunta con la terapia a base di statine è strettamente dosaggio-dipendente e può superare il 40-50% di riduzione, agli alti dosaggi.

Il meccanismo di azione di questi farmaci consiste nella inibizione competitiva dell'enzima regolatore della sintesi del colesterolo (HMGCoA-reduttasi), con azione di gran lunga prevalente a livello epatico (sede della sintesi endogena del colesterolo). Il risultato è una maggiore captazione di LDL plasmatiche da parte degli epatociti, che provoca la riduzione della colesterolemia. C'è anche evidenza che le statine inibiscano in qualche misura la sintesi delle VLDL, riducendo in questo modo la trigliceridemia.

Gli effetti collaterali più importanti, anche se occorrenti in una bassa percentuale dei casi (<4%), comprendono l'aumento delle transaminasi (indice di danno epatico), di solito transitorio e comunque reversibile con la sospensione della terapia, e soprattutto l'aumento delle creatinchinasi (CPK), indice di danno muscolare.

I fibrati rappresentano l'altra grande classe di farmaci ipolipidemizzanti, ma la loro efficacia è rivolta principalmente sui trigliceridi e, in misura minore, sulle LDL e sulle HDL. L'azione dei fibrati è anche rivolta, almeno in parte, alla modulazione dei geni che codificano le lipoproteine. Infatti, i fibrati attivano fattori di trascrizione (fattori che controllano l'attività dei geni) appartenenti alla superfamiglia dei recettori nucleari degli ormoni, chiamati PPAR (Peroxisome Proliferator-Activated Receptors). I fibrati inibiscono la sintesi e stimolano il catabolismo delle VLDL, con il risultato di una notevole riduzione della trigliceridemia e di una minore diminuzione della colesterolemia.

Le resine a scambio ionico sono usate meno frequentemente rispetto ai farmaci precedenti e di solito in associazione con questi. Le resine non vengono assorbite dall'intestino, cosicché la loro azione si esplica esclusivamente nel lume intestinale, dove legano i sali biliari e ne riducono drasticamente il riassorbimento. Ciò compromette il normale ricircolo entero-epatico dei sali biliari e gli epatociti rispondono a questo deficit aumentando la quantità di colesterolo che viene convertito in acidi bilari; attraverso questo meccanismo si ottiene la riduzione della colesterolemia del 15-30% circa.

ALIMENTAZIONE E PRINCIPI NUTRITIVI

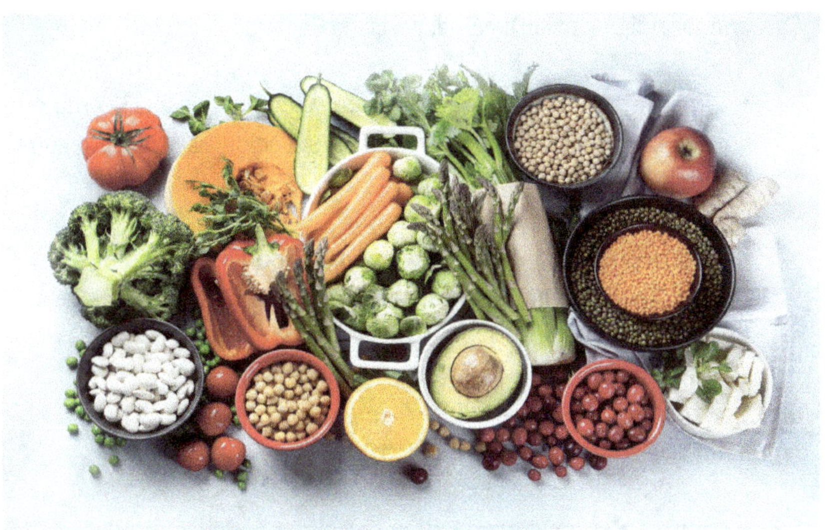

I "principi nutritivi" sono le sostanze chimiche che si trovano più o meno in tutti gli alimenti, in quantità diverse, e che il nostro organismo utilizza per svolgere tutte le funzioni vitali. Distinguiamo tra *MACRO nutrienti e MICRO nutrienti:*

MACRONUTRIENTI

LE PROTEINE

Le proteine sono formate da unità dette aminoacidi che legandosi danno luogo a molecole di complessità molto variabile. In natura gli aminoacidi sono 20, di cui 8 sono detti "essenziali" perché l'organismo non è in grado di sintetizzarli, quindi siamo costretti ad assumerli con gli alimenti. I restanti 12 non sono "essenziali", dunque siamo in grado di "fabbricarli.

In base al contenuto in aminoacidi essenziali, si suole suddividere gli alimenti in 3 gruppi:

* *Alimenti ad **alto valore biologico*** (complete, contengono tutti gli aminoacidi essenziali): carne, pesce, uova, latte e latticini.

* *Alimenti a **medio valore biologico*** (parzialmente complete, contengono una quantità discreta di aminoacidi essenziali): legumi, lievito di birra, cereali integrali).

* *Alimenti a **basso valore biologico*** (incomplete, contengono un numero insufficiente di aminoacidi essenziali): cereali (raffinati), ortaggi, frutta e verdura.

Ma perché dobbiamo assumere le proteine?
Le proteine svolgono nell'organismo diverse funzioni:

* **Strutturale:** concorrono all'accrescimento dell'individuo o alla sostituzione delle cellule danneggiate o usurate.

* **Di trasporto:** per esempio emoglobina responsabile del trasporto di ossigeno nel sangue.

* **Ormonale:** gli ormoni controllano diversi processi metabolici.

* **Enzimi:** "catalizzano" processi metabolici.

* **Di difesa:** gli anticorpi (immunoglobuline) costituiscono il sistema di difesa "specifico" del nostro organismo.

* **Energetica:** le proteine sviluppano **4 kcal**, ma l'organismo le usa solo in caso di "emergenza" (prima brucia i glucidi, poi i lipidi, infine passa alle proteine.

Il fabbisogno giornaliero in proteine è del 10-15% sul totale delle calorie introdotte.

<u>*CARBOIDRATI (ZUCCHERI O GLUCIDI)*</u>

I carboidrati sono formati da unità chiamate monosaccaridi (come lo sono gli aminoacidi per le proteine) ed hanno nel nostro organismo la funzione di fornire energia di rapida utilizzazione. Lo "zucchero" che utilizza il nostro organismo per ottenere energia è il "glucosio", per intenderci quello presente nel sangue umano, e pertanto anche gli altri carboidrati che ingeriamo vengono trasformati in glucosio per potere essere utilizzati.

1 grammo di glucidi fornisce **4 kcal.**

Il fabbisogno in carboidrati il 50%- 60% dell'energia giornaliera, di cui:

- appena il 10-12% dovrebbe provenire da **zuccheri semplici** (come il **saccarosio,** che è lo zucchero da cucina, o il **fruttosio** contenuto nella frutta),
- il 40-50% di glucidi nella dieta dovrebbe provenire dagli **zuccheri complessi** (essenzialmente **l'amido**) di cui sono ricchi: **pane, pasta, legumi e patate.**

Gli zuccheri introdotti in eccesso vengono inizialmente immagazzinati nel **fegato** da dove possono essere facilmente riutilizzati in caso di necessità.

<u>*Esaurita la capacità di accumulo, anche gli zuccheri vengono trasformati in grassi e si depositano nel tessuto adiposo.*</u>

Fa parte dei carboidrati la **Fibra Alimentare** (come cellulosa, pectina, lignina): l'uomo non è capace di digerirla (e tutto ciò che non riusciamo a digerire contribuisce alla formazione delle feci), ma svolge importanti funzioni nell'organismo, regolando la funzione intestinale, ritardando lo svuotamento gastrico e contribuendo a mantenere il senso di sazietà.

Recentemente le è stata attribuita una funzione protettiva contro lo sviluppo di alcuni tumori.

I GRASSI (O LIPIDI)

I grassi (lipidi) sono una fonte concentrata d'energia di lenta utilizzazione (un grammo di grasso produce **9 kcal**) e veicolano le vitamine liposolubili (A, D, E, K) (liposolubile = solubile nei lipidi), facilitandone l'assorbimento. Nel corpo garantiscono una **riserva di energia,** agiscono come **isolanti termici e proteggono gli organi interni.**

I nutrizionisti consigliano di privilegiare i grassi di origine vegetale, limitando il consumo di quelli di origine animale, perché gli oli di oliva e di semi sono praticamente privi di colesterolo e ricchi di sostanze (gli acidi grassi insaturi) non solo benefiche, ma anche indispensabili per l'organismo che in alcuni casi non sa sintetizzarle e deve necessariamente rifornirsene con il cibo.

Infatti, considerando che il fabbisogno giornaliero in lipidi è del 25-30% delle calorie totali, questi dovranno essere così suddivisi: **1/3 di origine animale (il grasso della carne, del pesce, dei formaggi, il burro) 2/3 di origine vegetale (es: olio extravergine d'oliva e gli altri oli di semi).**

MICRONUTRIENTI

LE VITAMINE

Le vitamine sono sostanze prive di valore energetico ma indispensabili, anche se in piccole dosi (da pochi microgrammi a 100 milligrammi) per lo svolgimento dei processi che rendono possibile la vita.

Ogni vitamina svolge una specifica azione e l'alimentazione deve assicurare un apporto sufficiente di tutte queste sostanze perché l'organismo non è capace di fabbricare. Le malattie da carenza di vitamine sono passate alla storia per aver distrutto eserciti e decimato gli equipaggi delle navi come lo scorbuto (carenza di vitamina C) , la pellagra (carenza di vitamina PP) , i beri-beri (carenza da vitamina B I) .

I composti riconosciuti come vitamine per l'uomo sono 13, di cui **4 liposolubili** (A, D, E, K) e **9 idrosolubili:** tiamina o B1, riboflavina o B2, niacina o PP, acido pantotenico, piridossina o B6, biotina e cianocobalamina o B12, l'acido ascorbico o vitamina C, acido folico. Le vitamine si trovano sia negli alimenti vegetali che in quelli animali e vengono suddivise in due gruppi:

- 9 idrosolubili: le vitamine del Gruppo **B** e la vitamina **C,**

- 4 liposolubili: le vitamine **A, D, E, K, F,** che si trovano naturalmente disciolte nei grassi.

L'eccesso di vitamine è inutile se non dannoso: l'organismo non riesce infatti ad immagazzinare le idrosolubili (**ad eccezione della B 12**) ed elimina l'eccesso con le urine. Le liposolubili invece, se in eccesso, vengono generalmente immagazzinate nei tessuti, dando luogo a ipervitaminosi che può provocare danni molto seri all'organismo.

I SALI MINERALI

I sali minerali, presenti sia nei cibi vegetali sia in quelli animali, non forniscono energia, ma svolgono nell'organismo importanti funzioni, partecipando a processi vitali:

- il **Sodio** (Na) ed il **Potassio** (K) insieme al **Cloro** (CI) ed al **Calcio** (Ca), mantengono i potenziali elettrici alla base della trasmissione di impulsi nervosi;
- il **Calcio** è poi coinvolto in molteplici funzioni, quali la mineralizzazione dell' osso, la coagulazione del sangue, la contrazione muscolare;
- il **Selenio** (Se) contribuisce alla protezione delle cellule dagli agenti ossidanti che ne provocano l'invecchiamento;
- il **Ferro** (Fe) è un essenziale costituente dell'emoglobina dei globuli rossi e della mioglobina, che nel muscolo capta l'ossigeno.

<u>**L'ACQUA**</u>

È il composto più diffuso sulla terra, in cui è presente nei tre stati: liquido, gassoso, solido. Circa l'80% del corpo di un bambino ed il 60-65% di quello di un adulto sono formati da acqua. L'acqua è coinvolta in tutte le reazioni chimiche che avvengono nell'organismo, ed agisce anche come mezzo di trasporto dei nutrienti e come lubrificante.

La introduciamo sia con le bevande, che con i cibi e la perdiamo soprattutto con le urine, con la respirazione e con il sudore, che è fondamentale per il controllo della temperatura corporea. Senza acqua si muore in pochissimi giorni proprio perché vengono bloccate tutte quelle reazioni chimiche che sono alla base della vita e che soltanto in presenza di acqua avvengono regolarmente.

<u>Il fabbisogno giornaliero in acqua è di circa 1grammo per kcal ingerita. Se per esempio il nostro fabbisogno calorico fosse di 2000 kcal giornaliere, dovremmo assumere 2000 gr d'acqua al giorno, cioè 2 litri!</u>

CONCETTO DI DIETA E RAZIONE ALIMENTARE

La parola "dieta" viene troppo spesso utilizzata in modo improprio riferendosi alla sola "dieta dimagrante" o ipocalorica.

Con il temine **dieta** intendiamo invece *l'insieme delle razioni alimentari che un individuo immette nel proprio organismo nell'arco di 24 ore.* Si tratta quindi del regime alimentare specifico di qualunque individuo che varia sia quantitativamente che qualitativamente in funzione di diversi fattori (età, condizione sociale, clima, salute, attività fisica).

Questo ci fa capire che non esiste una dieta uguale per tutti, in quanto le variabili che entrano in gioco sono diverse. Con il termine **razione alimentare** si intende invece *la quantità e il tipo di alimenti da ingerire in un preciso momento della giornata.*

L'organismo, allo stato di veglia (eseguendo quindi un lavoro minimo), consuma 2000 Chilocalorie al giorno; a queste naturalmente vanno aggiunte le calorie necessarie per lo svolgimento di un determinato lavoro.

I principi alimentari organici ed inorganici (rispettivamente proteine, vitamine, glucidi, lipidi e poi acqua e sali minerali) hanno diversi valori per il nostro organismo: valore calorico oppure energetico, che consiste nel fornire l'energia che il nostro organismo, scomponendo gli alimenti, trasforma in calore e lavoro.

Tutti i principi alimentari sono indispensabili all'organismo; nessuno è sostituibile con altri, poiché ognuno ha compiti ben definiti.

SOSTANZE INORGANICHE ED ORGANICHE CHE COMPONGONO L'ORGANISMO UMANO

Conoscere la composizione chimica del corpo umano è il primo gradino per la determinazione dei bisogni nutrizionali dell'uomo. Un individuo adulto di 30-40 anni di sesso maschile, 1,75 m di altezza e 70 kg è composto da:

Composizione percentuale		_Composizionein peso_
Acqua	59%	41,4 Kg
Proteine	19%	13 Kg
Grassi	17%	12 Kg
Minerali	4%	3 Kg
Glucidi	1%	0,6 Kg
Vitamine	tracce	3-5 g

L'uomo vive a spese degli alimenti. Gli alimenti sono tali in quanto contengono in proporzioni varie dei principi alimentari. Sono questi che l'organismo utilizza per crescere, rinnovarsi e lavorare. Alcuni di questi hanno funzione plastica, altri energetica, altri ancora metabolica nel senso che facilitano i milioni di reazioni chimiche che avvengono in ogni istante in tutte le nostre cellule di tutti gli organi.

SOSTANZE INORGANICHE

Acqua

L'acqua è indispensabile alla vita, costituendo il 60 –70% del peso corporeo dell'organismo adulto. E' inoltre elemento fondamentale perché entra in ogni processo metabolico: l'attività biochimica avviene grazie all'acqua, veicolo di tutti gli scambi vitali nonché principale termoregolatore. In queste varie attività vengono espulsi circa 2,5 litri di acqua al giorno, nelle urine, nelle feci, nel sudore, nel muco nasale e ne vapori aspirati. A 2,5 litri aggira perciò il fabbisogno giornaliero di acqua.

L'acqua nell'organismo umano.

Come ormai è noto, l'apporto di acqua indispensabile alla vita; mentre si può sopravvivere anche 10 settimane senza mangiare, la morte sopraggiunge solo dopo pochi giorni se il digiuno è totale. L'acqua costituisce il 60% circa del peso dell'adulto ed il 75% del neonato.

L'acqua corporea si trova così distribuita: acqua intracellulare, che si trova all'interno delle cellule e rappresenta il 40% circa del peso corporeo:

- *acqua extracellulare,* in totale circa il 20%
- *acqua plasmatica,* rapidamente scambiabile
- *acqua interstiziale e linfa,* con un ricambio più lento
- *acqua del tessuto connettivo e osseo*
- *liquidi trans cellulari,* prodotti dalle ghiandole esocrine e dalle mucose dell'apparato respiratorio, gastroenterico e riproduttivo.

L'acqua non è ugualmente distribuita in tutti i tessuti. Con l'avanzare dell'età il tenore idrico dell'organismo diminuisce a causa della minore capacità di ritenzione dei tessuti stessi: l'invecchiamento determina un'alterazione delle strutture proteiche che legano l'acqua.

Il volume dei liquidi varia anche al contenuto dei grassi: gli obesi hanno un minor contenuto d'acqua rispetto ai magri; per lo stesso motivo, l'organismo femminile, che accumula più lipidi, ne contiene meno rispetto a quello maschile.

Funzioni e fabbisogno.

Numerose sono le funzioni dell'acqua:

- E' solvente di gas, elettroliti e colloidi.
- Trasporta alle cellule le sostanze nutritive ed allontana quelle di rifiuto.
- Partecipa ai processi di termoregolazione.
- Costituisce il mezzo in cui avvengono le reazioni metaboliche e digestive.
- E' il costituente fondamentale delle secrezioni.
- Svolge una funzione plasmatica, conferendo turgore alle cellule.

In condizioni normali, ogni giorno l'organismo ricambia il 6% del suo patrimonio idrico. L'acqua prodotta dal metabolismo è insufficiente a coprirne il fabbisogno per cui diventa essenziale il suo apporto il suo apporto esogeno (bevande e alimenti). Per mantenere costante la quantità totale di acqua, ossia l'equilibrio idrico, è necessario che la quantità di acqua introdotta, addizionata a quella endogena, sia uguale a quella eliminata. Le vie di eliminazione sono rappresentate da urine, feci, il sudore e l'aria espirata. Se l'equilibrio è alterato si manifestano i sintomi di un'intossicazione da acqua, se le entrate superano le uscite, o di una disidratazione nel caso opposto. L'intossicazione è caratterizzata da: disfunzioni gastrointestinali, debolezza muscolare, irregolarità del battito cardiaco, disorientamento anche fino al coma. Più grave e più comune è invece la disidratazione i cui sintomi sono: secchezza orale, aumento dell'emoconcentrazione, astenia, cefalea, irritabilità, insonnia, difficoltà di concentrazione per arrivare ad ipertermia, astenia profonda e collasso.

FALSE CREDENZE SULL'ACQUA

Non è vero che l'acqua faccia ingrassare. L'acqua non contiene calorie, e la variazioni di peso dovute all'ingestione o eliminazione dell'acqua sono momentanee e ingannevoli.

Non è vero che bere molta acqua provochi maggiore ritenzione idrica. La ritenzione idrica dipende più dal sale e da altre sostanze contenute nei cibi che consumiamo che dalla quantità di acqua che ingeriamo.

Non è vero che l'acqua gassata faccia male. Solo quando la quantità di gas è molto elevata si possono avere lievi problemi in individui che già soffrono di disturbi gastrici e/o intestinali.

Non è vero che le saune facciano dimagrire, fanno semplicemente eliminare sudore. Lo stesso organismo provvederà a reintegrare prontamente le perdite, e così nell'arco di poche ore il peso tornerà ad essere esattamente quello di prima.

SALI MINERALI

I Sali minerali sono indispensabili per molte funzioni del nostro organismo. I Sali minerali non vengono prodotti dal corpo, ma devono essere assunti attraverso l'alimentazione. Una carenza di Sali minerali può portare a vari problemi nel corpo. Il fabbisogno giornaliero di queste sostanze è minimo, rispetto alle altre sostanze di cui abbiamo bisogno, rappresentando essi solo il 4% dell'organismo e sono distribuiti nei vari tessuti ed organi. Grazie ad un'alimentazione equilibrata e variata è possibile assumere tutti i Sali minerali di cui il nostro organismo ha bisogno.

I Sali minerali che entrano nella composizione degli organismi sono tanti, ma i più importanti sono comunque: calcio, fosforo e ferro.

Calcio: sotto forma di fosfato di calcio, presente in quantità di circa 1 chilo e mezzo nell'organismo è componente essenziale delle ossa e dei denti. Il calcio è pure indispensabile per la coagulazione del sangue e la regolazione dell'eccitabilità neuromuscolare. E' inoltre necessario per prevenire varie forme di tubercolosi. L'assenza di calcio danneggia il sistema osseo: i denti si fanno fragili come pure le ossa, lo sviluppo somatico avviene in scala ridotta.

Il metabolismo del calcio è regolato da alcune ghiandole, in particolare le paratiroidi. L'assorbimento è invece regolato dalla vitamina D detta calcio- fissativa, per cui pur mangiando alimenti ricchi di calcio ne avremmo lo stesso carenza qualora mancasse questa vitamina. Il calcio è presente soprattutto nel latte e nei suoi derivati, seguono poi gli ortaggi e il pesce.

Fosforo: l'organismo umano contiene circa un chilo di fosforo, di cui il 75% combinato con il calcio nelle ossa e il resto in combinazioni di albumina e di grasso nei nuclei cellulari, nelle cellule nervose, particolarmente nel cervello. Il grasso fosforico più noto è la lecitina presente nel latte, nelle uova, nella carne. L'assorbimento del fosforo avviene attraverso l'intestino tenue ed è in relazione alla quantità di calcio ed al suo assorbimento.

Ferro: è uno dei costituenti essenziali dell'emoglobina dei globuli rossi del sangue, cioè la proteina indispensabile per la fissazione dell'ossigeno. Si trova presente in una struttura chiamata eme, dove R è un gruppo organico. Quattro gruppi organici disposti a quadrilatero quasi perfetto tenuti insieme da un atomo di ferro posto al centro di questo quadrilatero. E' proprio all'altezza dell'atomo di ferro che si lega l'ossigeno.

I globuli rossi invecchiati vengono trasformati dal fegato e il ferro da loro ceduto è utilizzato in parte per la formazione della bile e in parte per la formazione di un ormone che stimola il midollo osseo alla produzione di nuove emazie. L'organismo perde con la bile parte del ferro che contiene e ha bisogno quindi di recuperarlo in continuazione. A questo scopo provvedono gli elementi vivamente colorati: spinaci, carote, insalata, pomodori, carne rossa, vino rosso ecc. Ci sono poi l'arsenico e l'alluminio, tonici, l'argento e l'oro, antinfettivi, il litio, equilibratore del sistema nervoso, leggermente sedativo, presenti in minori quantità.

SOSTANZE ORGANICHE

Proteine

Le proteine sono le macromolecole più abbondanti e versatili delle cellule viventi di cui rappresentano il 50% del peso secco e costituiscono il 14-19% dell'organismo umano. Sono presenti in tutti i distretti, intracellulari ed extracellulari, entrano nel funzionamento di tutti i fenomeni biologici. Sia nelle piante che negli animali le proteine sono componenti essenziale delle cellule.

Nel corpo umano ce ne sono migliaia di tipi diversi distribuite nei muscoli, nei tendini, nei capelli, nelle ossa, nella pelle, nei vari organi; in pratica ovunque. L'emoglobina del sangue, gli ormoni, gli anticorpi, gli enzimi sono tutte proteine.

Dal punto di vista chimico sono costituiti da una sequenza di amminoacidi, che è specifica di ogni proteina e geneticamente determinata, a cui conferisce le proprietà di conformazione e chimiche necessarie per esplicare la propria funzione. Un ammino-acido è formato da un acido carbossilico in cui è presente un gruppo amminico NH2. La formazione di un ammino-acido quindi ruota intorno ad un atomo di azoto. Sebbene l'azoto molecolare sia molto abbondante nell'atmosfera terrestre, soltanto poche specie viventi sono capaci di incorporarlo in molecole organiche, un processo chiamato fissazione dell'azoto. I vertebrati ricevono praticamente tutto il loro azoto dalle proteine e dagli acidi nucleici presenti nel cibo. Queste molecole vengono poi degradate negli ammino-acidi, cioè i "mattoncini" essenziali che compongono le proteine.

In natura esistono "solo" 20 ammino-acidi, ma in una data proteina gli ammino- acidi si susseguono in un ordine ben definito, e naturalmente un ammino-acido specifico sarà usato molte volte nella costruzione della proteina. Il numero di diverse proteine che è possibile costruire con 20 ammino-acidi è spaventoso. 9 amminoacidi su 20 sono amminoacidi essenziali per i vertebrati, il che significa che i vertebrati non sono in grado di sintetizzarli e devono essere assunti con la dieta.

Parlando di architettura delle proteine si citano quattro livelli di struttura. La struttura primaria corrisponde alla sequenza degli ammino-acidi; la conformazione (o disposizione) spaziale della catena degli ammino-acidi di una proteina viene detta struttura secondaria. Si dice struttura terziaria di una proteina la disposizione spaziale ad un livello più alto della struttura secondaria, cioè la disposizione reciproca delle varie strutture secondarie. Se un a proteina contiene più di una catena di ammino-acidi, il numero di catene e la loro reciproca disposizione darà la struttura quaternaria delle proteine.

In base al numero di amminoacidi presenti si hanno:

- **oligopeptidi:** catene con meno di 10 amminoacidi;

- **polipeptidi:** catene con 10-100 amminoacidi.

Gli amminoacidi sono 20 e si distinguono in essenziali e non essenziali a seconda che l'organismo sia in grado o meno di sintetizzarle per proprio conto. Numerosi sono i criteri classificativi delle proteine:

- In base alla forma: proteine fibrose e proteine globulari.

- In base alla composizione chimica: proteine semplici e proteine complesse o coniugate.

- In base alla funzione: proteine strutturali e proteine dotate di una particolare attività biologica ad es. enzimi, ormoni, anticorpi, ecc.

La finalità primaria delle proteine alimentari è quella di fornire all'organismo, attraverso gli amminoacidi, gli elementi per la sintesi delle proprie proteine ed è questa finalità che differenzia essenzialmente i protidi dai glucidi e lipidi la cui funzione è fondamentalmente energetica.

Dal punto di vista nutritivo assumono particolare importanza le proteine delle masse muscolari (carne e pesce), e quelle di riserva (latte e uova).

Gli alimenti di origine animale contengono percentuali elevate di proteine ad alto valore biologico e facilmente digeribili; cereali e legumi contengono invece protidi a medio valore biologico e a composizione complementare - ossia mangiati insieme danno una miscela di amminoacidi molto simile a quella fornita dalle proteine animali- e meno digeribili rispetto a quelle animali.

Talvolta gli alimenti possono contenere delle proteine che svolgono un ruolo negativo per il funzionamento dell'organismo: **fattori anti nutrizionali:** sono inattivati con la cottura, presenti soprattutto nei legumi e nel bianco d'uovo; **tossine:** sia di origine batterica che contenute originariamente nell'alimento; **allergeni:** responsabili delle manifestazioni allergiche nei soggetti 'atopici' ossia predisposti.

Glucidi

I glucidi o carboidrati sono prodotti naturali che svolgono un grande numero di funzioni vitali. Tramite la fotosintesi le piante trasformano l'anidride carbonica in carboidrati: i più comuni sono la cellulosa, l'amido e tutti gli zuccheri.

La cellulosa è il principale componente delle pareti cellulari rigide delle piante, l'amido è accumulato come alimento o fonte di energia, alcune piante (barbabietola e canna da zucchero), producono saccarosio che è il comune zucchero da tavola.

Negli animali superiori il glucosio appare tra i componenti essenziali del sangue.

Rappresentano solo l'1% del corpo umano ma hanno una notevole importanza nutrizionale costituendo il principale nutriente nell'alimentazione umana e la fonte energetica a più basso costo: forniscono, se disponibili, circa 4 kcal/g.

Si possono suddividere in:

- monosaccaridi o monosi: formati da singole unità monosaccaridiche a catena variabile;
- oligosaccaridi: formati da 2 a 9 unità monosaccaridiche;
- polisaccaridi: composti da 10 a più unità saccaridiche.

Le funzioni dei carboidrati sono fondamentalmente due:

- **energetica:** nell'uomo, sotto forma di glicogeno, costituiscono una riserva di energia a pronta utilizzazione e sotto forma di glucosio sono fonte di nutrimento per tutte le cellule;

- **strutturale:** soprattutto nei vegetali, ma anche nell'uomo, entrano nella costituzione delle cellule, della sostanza extracellulare.

<u>MONOSACCARIDI</u>

I monosaccaridi sono sostanze cristalline, di colore bianco caratterizzate da sapore dolce, sono solubili in acqua ed insolubili nei solventi organici.

In relazione alle funzioni biologiche che svolgono, i più importanti monosi sono il <u>glucosio, il galattosio, il fruttosio ed il mannosio</u>, appartenenti al gruppo degli esosi a 6 atomi di carbonio ed il ribosio, il desossiribosio e lo xilosio che appartengono invece al gruppo dei pentosi.

Glucosio

E' senza dubbio il glucide maggiormente rappresentato nel mondo animale e nel mondo vegetale. Si trova libero nella frutta e nella verdura e costituisce il principale nutriente, a rapida utilizzazione, per tutte le cellule dell'organismo umano.

Le piante lo sintetizzano a partire da acqua e anidride carbonica in presenza di luce solare attraverso il meccanismo di fotosintesi. Gli animali lo utilizzano invece come fonte principale di energia ed anche per la sintesi di molecole complesse.

Fruttosio

E' molto diffuso nel mondo vegetale, in particolare nella frutta - soprattutto mele e pere- in concentrazione maggiore rispetto al glucosio. Nel sangue umano è presente solo in tracce dove è gran parte convertito, nelle cellule epatiche ed intestinali, in glucosio. Ha un potere dolcificante nettamente superiore rispetto agli altri zuccheri.

Galattosio

Libero è presente solo in alcuni frutti, ma la sua importanza è come costituente degli oligosaccaridi (lattosio) e polisaccaridi. Nel nostro organismo viene metabolizzato dopo essere stato trasformato in glucosio.

<u>**DISACCARIDI**</u>

Costituiscono la classe nutrizionale più importante. Tra questi vale la pena ricordare:

Lattosio

E' contenuto nel latte dei mammiferi in diverse concentrazioni: nel latte materno al 6%, nel latte vaccino al 4%. E' il meno dolce ed il meno solubile di tutti gli zuccheri.

Saccarosio

E' lo zucchero maggiormente rappresentato e che viene abitualmente usato come ingredienti in molti prodotti alimentari; si ottiene industrialmente dalla canna da zucchero o dalla barbabietola. In natura si trova nella frutta matura ed in molti ortaggi.

Maltosio

Si trova nel malto e si ottiene mediante idrolisi dell'amido.

<u>**POLISACCARIDI**</u>

Sono la riserva energetica di piante ed animali e trovano in genere depositati sotto forma di granuli. Tra i più importanti vanno menzionati:

Amido

E' la riserva energetica di piante. L'amido viene attaccato dall'amilasi, enzima presente nel nostro apparato digerente che riduce l'amido prima in destrine lineari e successivamente in maltosio (disaccaride formato da due molecole di glucosio e isomaltosio.

Glicogeno

E' il corrispettivo animale dell'amido. L'organismo ne contiene circa 350 gr localizzati nel fegato e muscoli. E' un polimero del glucosio con scarsa importanza alimentare poiché viene rapidamente degradato a glucosio e acido lattico. L'importanza biologica è fondamentale poiché rappresenta, nei muscoli, una riserva energetica a rapida utilizzazione e nel fegato un deposito indispensabile per mantenere costante il glucosio nel sangue.

Cellulosa

E' un polimero del glucosio e costituisce fibre molto robuste. Il legno, il cotone, il lino, la paglia e la pannocchia del mais sono costituite essenzialmente di cellulosa. Non è metabolizzato all'apparato digerente umano e di molti altri animali.

FALSE CREDENZE SUGLI ZUCCHERI

Non è vero che i succhi di frutta "senza zuccheri aggiunti" siano privi di zuccheri, contenendo gli zuccheri naturali della frutta – saccarosio, glucosio e fruttosio – nella misura dell'8/10% e quindi forniscono circa 70 kcal per bicchiere.

Non è vero che i prodotti light o senza zucchero non facciano ingrassare e quindi possano essere consumati liberamente. Molti di questi prodotti apportano calorie anche in notevoli quantità.

Lipidi

I lipidi costituiscono la principale forma di riserva energetica degli organismi, entrano nella costituzione delle membrane biologiche, svolgono importanti funzioni bio regolatrici quali l'assorbimento delle vitamine liposolubili A, D, E, K. I lipidi alimentari rappresentano una forma di energia concentrata per il corpo umano. Un grammo di lipidi sprigiona più del doppio dell'energia rispetto alla stessa quantità di glucidi e proteine: 9 kcal ogni gr di grassi.Esiste in realtà una certa confusione tra i "grassi" ed i "lipidi". I primi vengono identificati con quelle sostanze untuose che rientrano nella costituzione di alcuni alimenti come burro, margarina, gli oli ed alcune parti delle carni. Chimicamente i grassi sono dei trigliceridi: esteri della glicerina con acidi grassi variamente miscelati. I grassi depositati nell'organismo sono essenzialmente trigliceridi misti. I lipidi, invece, comprendono i trigliceridi ma anche i fosfolipidi e gli steroli.

Ciò che accomuna i lipidi e i grassi è la loro assoluta insolubilità in acqua e la loro solubilità in solventi organici come etere, cloroformio, benzolo. Fisicamente si presentano solido-pastosi (grassi) o liquidi (oli) a temperatura ambiente. I lipidi hanno funzioni biologiche molto differenziate:

- **lipidi di riserva o di deposito:** essenzialmente trigliceridi che si accumulano nel tessuto adiposo

- **lipidi strutturali o di membrana:** fosfolipidi, glicolipidi, steroli

- **lipidi con attività biologiche specifiche:** ormoni, messaggeri intracellulari, trasportatori di elettroni ecc.

Forniscono acidi grassi essenziali, veicolano le vitamine liposolubili conferiscono appetibilità ai cibi e sazietà. I lipidi circolanti nel sangue o presenti nelle strutture cellulari sono spesso legati ad altre molecole formando delle strutture complesse, quali ad es. le lipoproteine (lipidi + proteine) o glicolipidi (glucidi + lipidi). Una classificazione utile da un punto di vista nutrizionale è quella che divide i lipidi in lipidi semplici e lipidi complessi: i primi sono presenti soprattutto negli alimenti e nel tessuto adiposo del corpo umano, i secondi sono presenti nel plasma e nelle strutture cellulari sia di origini animali che vegetali. La parte più variabile dei lipidi è la catena degli acidi grassi che possono differire per: lunghezza della catena carboniosa, tipo di legame carbonioso, posizione spaziale del doppio legame.

Gli acidi grassi possono anche essere classificati in:

- **saturi:** quando presentano tutti legami semplici; come ad esempio *l'acido stearico, l'acido butirrico e l'acido palmitico.* Sono contenuti nei grassi animali (burro, lardo, carne ecc.)

- **monoinsaturi:** quando nella catena è presente un solo doppio legame

- **polinsaturi:** quando i doppi legami sono due o più.

Quasi tutte le molecole lipidiche dell'organismo sono prodotte per sintesi endogena, tranne gli "acidi grassi essenziali" che il nostro corpo non è in grado di sintetizzare e che devono essere quindi introdotti con la dieta, cioè *l'acido linoleico, l'acido linolenico e l'acido arachidonico.*

Vitamine

Scoperte nel 1911 dal medico polacco Kazimierz Funk, che estrasse per la prima volta dalla crusca una sostanza in grado di curare il beri beri, le vitamine sono un gruppo di sostanze organiche presenti negli alimenti, molto varie da un punto di vista chimico, non sintetizzabili dall'organismo ed essenziali affinché il metabolismo cellulare si svolga in modo regolare.

Questi composti devono quindi essere introdotti dall'esterno, con gli alimenti tuttavia non c'è nessun alimento che le contenga tutte. Tra le caratteristiche, che accomunano queste sostanze così eterogenee tra loro, c'è quella di agire a piccole dosi - venivano chiamate micronutrienti - e di non avere importanza da un punto di vista energetico.

Ogni vitamina ha un ruolo ben preciso ed insostituibile.

Le vitamine si possono suddividere in due grandi gruppi:

idrosolubili: non accumulabili dall'organismo e quindi da assumere quotidianamente con l'alimentazione. Si tratta di tutte le vitamine del gruppo B, compreso l'acido folico, della vitamina H, PP e C.

liposolubili: vengono assorbite assieme ai grassi alimentari e accumulate nel fegato. La carenza si manifesta quindi in seguito a una mancata assunzione per tempi lunghi. Ne fanno parte la vitamina A, D, E e K.

Vitamine idrosolubili:

Vitamine del gruppo B: tiamina (B1): necessaria nel metabolismo dei carboidrati, favorisce lo stato generale di nutrizione dei tessuti nervosi. La carenza causa danni al sistema nervoso, deperimento generale. La tiamina è molto diffusa sia negli alimenti vegetali che in quelli animali, come i cereali, i legumi, la carne di maiale, il lievito di birra, ed è prodotta in parte anche dalla flora intestinale ma il suo fabbisogno, che è di almeno 0,8 mg al giorno (0,4 mg ogni 1000 kcal assunte) è appena coperto da un normale regime alimentare.

Riboflavina (B2): importante per lo stato di nutrizione della pelle e delle mucose, la riboflavina è raramente scarsa nell'alimentazione delle popolazioni dei paesi ricchi. La sua carenza è invece evidente nelle popolazioni povere, dove associata a un generale stato di sotto nutrizione, causa alterazioni della pelle, lesioni alle mucose e al tubo digerente. E' molto diffusa nel lievito di birra, nel germe di grano, nei cereali integrali, nel fegato, nella carne, nel latte e nelle uova ed è prodotta anche dalla flora intestinale. Una certa parte però viene perduta con la cottura dei cibi. Il fabbisogno giornaliero è di 0,6 mg ogni 1000 kcal assunte.

Acido pantotenico (B5): vitamina importantissima nella protezione da una serie di condizioni patologiche, è molto diffusa in tutti gli alimenti sia animali che vegetali, soprattutto nel fegato, tuorlo d'uovo, legumi e lievito di birra. E' carente solo in stati di grave denutrizione, e il suo fabbisogno quotidiano è di 3-12 mg al giorno.

Piridossina (B6): precursore di un enzima importante nel metabolismo dei composti azotati, la presenza della vitamina B6 influenza l'efficienza nell'utilizzo delle proteine da parte dell'organismo, ma anche la sintesi dell'emoglobina e il metabolismo dei carboidrati e dei lipidi. La carenza di B6 è piuttosto rara, e solitamente causa apatia e debolezza, e in qualche caso una forma di anemia ipocromica, dove i globuli rossi sono più chiari del solito. E' molto diffusa tra gli alimenti, nella carne, nel pesce, nei legumi ed è resistente anche a molti trattamenti industriali. Il fabbisogno giornaliero è stimato in almeno 1,1 mg al giorno per le donne e 1,5 mg al giorno per gli uomini.

Cobalamina (B12): si tratta di un gruppo di sostanze contenenti cobalto, coinvolte nel metabolismo degli acidi grassi, degli amminoacidi e degli acidi nucleici. La condizione di carenza è piuttosto rara, e si può manifestare solo nei casi di dieta vegetariana stretta. In questo caso, è particolarmente delicata la fase di gravidanza, dove la carenza nella madre può avere effetti molto pericolosi per il nascituro. La carenza però può derivare anche dall'assenza del fattore che ne facilita l'assorbimento a livello intestinale, con conseguenti disturbi a carico del sistema nervoso e della produzione delle cellule del sangue, fino a una forma di anemia definita 'perniciosa'. E' presente in tutti gli alimenti animali in minime quantità, in particolare nel fegato, nella carne, nel pesce nel latte e nelle uova, ed è resistente alla cottura. Il suo fabbisogno minimo giornaliero, normalmente coperto dalla dieta, è di almeno 2 mg al giorno.

Vitamina C – acido ascorbico: oltre a partecipare a numerose reazioni metaboliche e alla biosintesi di collagene, di alcuni aminoacidi e ormoni, la vitamina C è anche un anti ossidante, interviene nelle reazioni allergiche potenziando la risposta immunitaria, neutralizza i radicali liberi e svolge una funzione protettiva a livello di stomaco, inibendo la sintesi di sostanze cancerogene. La sua carenza provoca una condizione definita scorbuto, una malattia che in passato era molto diffusa tra i marinai che assumevano poca frutta e verdura, i cui primi sintomi sono apatia, anemia e inappetenza e poi, proprio per la mancata sintesi di collagene, sanguinamento delle gengive, caduta dei denti, dolori muscolari, fragilità dei capillari e emorragie sottocutanee. La vitamina C è contenuta soprattutto negli alimenti freschi, come frutta e verdura, in particolare kiwi, agrumi, pomodori e peperoni. La vitamina viene però facilmente deteriorata durante i trattamenti di conservazione e cottura, si perde facilmente durante i lavaggi e la cottura in acqua e viene danneggiata anche dall'ossigeno e dal calore. Per assicurare un buon apporto di vitamina C è quindi necessario consumare frutta e verdura freschissime e crude o poco cotte. Il fabbisogno di vitamina C è di 60 mg al giorno (70 in gravidanza).

Vitamina H – Biotina: la biotina partecipa alla sintesi di glucosio e di acidi grassi. Essendo una vitamina molto presente negli alimenti e abbondantemente prodotta anche dalla flora intestinale, non è solitamente carente nell'organismo. Si trova nel fegato, nel pollo, nel tuorlo d'uova, nella frutta secca, in diversi ortaggi e frutta fresca, nel latte e formaggi, nel pesce. Il fabbisogno giornaliero è di 15-100 µg al giorno, solitamente soddisfatto da una normale dieta alimentare.

Vitamina PP – Niacina: la vitamina PP prende parte alle reazioni della respirazione cellulare, della sintesi e demolizione di amminoacidi, acidi grassi e colesterolo. La carenza di niacina causa la pellagra, una condizione molto diffusa nelle zone povere anche del nostro paese fino all'inizio del '900, a causa di una alimentazione principalmente consistente in mais, povero di niacina e ricco di anti vitamina PP, una sostanza che si combina con la vitamina PP e la rende non disponibile per l'organismo. Tipici sintomi della pellagra sono dermatiti, macchie e desquamazioni epidermiche, disturbi intestinali, diarrea, fino ad alterazioni neurologiche, come la demenza. La niacina è molto diffusa negli alimenti di origine animale, e viene sintetizzata dall'organismo a partire dall'aminoacido triptofano quindi una dieta a base di proteine ne garantisce un apporto sufficiente. Il fabbisogno giornaliero è di 6,6 mg per 1000 kcal assunte.

Vitamine liposolubili:

Retinolo – vitamina A: il retinolo e i suoi precursori, i carotenoidi, costituiscono uno dei fattori indispensabili per la vista, in quanto sono componenti della rodopsina, la sostanza sensibile alla luce presente sulla retina oculare. La carenza di retinolo comporta difetti alla vista che possono arrivare, nei casi più gravi, fino a completa cecità. La vitamina A però svolge anche un ruolo nel processo di differenziazione cellulare, ed è quindi molto importante per un corretto sviluppo dell'individuo, per la sua capacità di risposta immunitaria, per l'integrità del suo sistema di tessuti. Evidenze scientifiche indicano un ruolo della vitamina A come agente antitumorale. Una carenza di vitamina A quindi può provocare malformazioni fetali, difficoltà nel processo di sviluppo e crescita, sensibilità alle infezioni.

Il retinolo è presente soprattutto negli alimenti animali, nel fegato, nel formaggio, nel burro, nelle uova e nel latte. Nei vegetali si trovano invece i carotenoidi, soprattutto nella frutta e verdura di colore arancione, giallo e rosso, come il pomodoro, la carota, le albicocche, l'anguria, i frutti di bosco. La vitamina A viene perduta in gran parte durante il processo di cottura. Essendo liposolubile, si accumula a livello del fegato, e può comportare, se assunta in eccesso, problemi di ipervitaminosi che possono causare anche danni permanenti a fegato e milza. Il fabbisogno giornaliero dunque è di 0,6-0,7 mg al giorno di retinolo, fino a 0,95 durante l'allattamento (1 mg di retinolo equivale a 6 mg di β-carotene). E' però consigliabile non assumere più di 9 mg al giorno di retinolo per gli uomini e di 7,5 per le donne.

Tocoferolo – vitamina E: la vitamina E è un antiossidante che contribuisce al mantenimento dell'integrità cellulare. Si ossida e degrada facilmente alla luce e in presenza di calore, quindi durante il processo di cottura e quello di raffinazione dell'olio vegetale. E' contenuta soprattutto in frutti oleosi, come le olive, il germe di grano, i semi. Una carenza di vitamina E, generalmente associata a una malnutrizione, comporta difetti generali dello sviluppo, compresi disturbi al sistema nervoso e al metabolismo generale. Il fabbisogno si aggira sugli 8 mg al giorno.

Calciferolo – vitamina D: esistono due forme di vitamina D: l'ergocalciferolo, assunto con il cibo, e il colecalciferolo sintetizzato dall'organismo. La vitamina D è un regolatore del metabolismo del calcio e favorisce dunque anche una corretta mineralizzazione dello scheletro. La maggior parte della vitamina D viene sintetizzata dall'organismo, per azione dei raggi del sole, a partire da derivati del colesterolo presenti nella pelle. La carenza di vitamina D comporta il rischio di rachitismo nei bambini, con conseguente deformazione delle ossa e arresto della crescita, e di osteomalacia negli adulti, una intensa forma di decalcificazione ossea. Un eccesso di vitamina D, al contrario, può causare calcificazioni diffuse negli organi, contrazioni e spasmi muscolari, vomito, diarrea. La normale esposizione ai raggi del sole è sufficiente a coprire il fabbisogno di vitamina D negli adulti, e va quindi assunta solo durante la fase di accrescimento e durante la gravidanza e l'allattamento.

In questi casi l'assunzione dovrebbe essere di 10µg al giorno come integratore, vista la scarsa presenza di vitamina D negli alimenti, con l'eccezione dell'olio di fegato di merluzzo.

Vitamina K: la vitamina K svolge un ruolo importantissimo nel processo di coagulazione del sangue. Una carenza, che si verifica però raramente in seguito a malattie che impediscono l'assorbimento intestinale o a prolungati trattamenti antibiotici, comporta quindi emorragie. Il fabbisogno di vitamina K è di circa 60 µg al giorno, normalmente coperto dalla sintesi endogena a livello di flora intestinale. Fonti di vitamina K sono i vegetali, in particolare cavoli e spinaci, e il fegato.

Le carenze vitaminiche provocano malattie. Le più diffuse sono dovute alla mancanza di: tiamina (B1) niacina, (PP) acido folico (B9) acido ascorbico (C) Vitamina C.

La carenza di acido ascorbico provoca lo scorbuto una malattia che colpisce in primo luogo le mucose che sono le parti organiche che anno più bisogno della vitamina C. I sintomi sono: *lesioni alle gengive, lesioni alla cute, lesioni alle mucose.*

Nel caso dell'alcolismo cronico si determina una riduzione dell'apporto di tiamina dovuto ad una sua mancata attivazione nell'apparato gastrointestinale e di conseguenza un minore assorbimento.

Vitamina PP: un deficit di niacina è dovuto alla carenza della (vitamina PP) che fa manifestare una malattia abbastanza grave cioè la pellagra, questa malattia chiamata delle 3D si manifesta con: *diarrea dermatite demenza Vitamine: A, D, E, ;*

- **La vitamina A** è indispensabile per una corretta funzione visiva (pigmenti visivi) e per la salute di pelle e mucose. Una sua carenza porta alla cecità notturna e a secchezza della cute e atrofia degli annessi cutanei.

- **La carenza di vitamina D**, dovuta ad una poca esposizione alla luce solare, porta al rachitismo e all'osteomalacia. Per prevenire queste malattie, accanto alla vitamina D si assume livelli adeguati di Ca, P, Mg, e vitamina K.

- **La vitamina E** ha funzione antiossidante delle membrane cellulari, la carenza porta ad un invecchiamento precoce.

- **La carenza di vitamina K** favorisce le emorragie, ed è molto rara negli adulti. Nel neonato, invece, è più ricorrente per lo scarso sviluppo di flora intestinale.

ALTRI COSTITUENTI

Enzimi

Gli enzimi sono sostanze presenti sia nel regno animale che in quello vegetale. Hanno una struttura chimica molto complessa e per la nostra vita sono indispensabili in quanto funzionano da catalizzatori, permettono cioè lo svolgimento di reazioni chimiche, abbassando notevolmente i tempi di reazione, senza combinarsi con gli elementi della reazione stessa.

Alcol etilico (Etanolo)

Un discorso a parte meritano le bevande alcoliche che sono costitute per la maggior parte da acqua ed alcol etilico; una minima quantità è rappresentata da altre sostanze sia naturali che aggiunte, cioè composti aromatici, coloranti antiossidanti, vitamine ecc. L'alcol è una sostanza estranea all'organismo e non essenziale. Il corpo umano è tuttavia in grado di sopportare l'etanolo senza danni evidenti a patti che si rimanga entro limiti fisiologici.

Una volta assorbito l'etanolo entra nel sangue e di li va in tutti i liquidi corporei: non essendovi possibilità di deposito per l'alcol nell'organismo esso deve essere rapidamente metabolizzato ad opera di enzimi specifici, a livello gastrico e soprattutto epatico.

La capacità degli enzimi presenti nel fegato di trasformare l'etanolo è limitata. In alcuni individui, in alcune razze e nelle donne l'efficienza di questo sistema è molto ridotta. Queste persone sono quindi più sensibili all'alcol. Infine una piccolissima quantità di etanolo viene eliminata inalterata attraverso polmoni, urina e sudore.

FALSE CREDENZE SULL'ALCOOL

Non è vero che l'alcol aiuti la digestione; al contrario la rallenta e produce ipersecrezione gastrica con alterato svuotamento dello stomaco.

Non è vero che il vino faccia buon sangue; è vero invece che un abuso di alcol può essere responsabile di varie forme di anemia e di un aumento dei grassi presenti nel sangue.

Non è vero che le bevande alcoliche dissetino ma al contrario disidratano; l'alcol richiede una maggior quantità di acqua per il suo metabolismo e in più aumenta le perdite di acqua attraverso le urine.

Non è del tutto vero che l'alcol riscaldi. In realtà la vasodilatazione di cui è responsabile produce soltanto una momentanea e ingannevole sensazione di calore che in breve però comporta un ulteriore raffreddamento.

Non è vero che l'alcol aiuti a riprendersi da uno shock; al contrario provocando vasodilatazione periferica determina un diminuito afflusso agli organi interni e soprattutto al cervello.

Non è vero che l'alcol dia forza. Essendo un sedativo produce soltanto una diminuzione del senso di affaticamento e di dolore.

Fattori anti nutrizionali

I fattori anti nutrizionali sono definiti come sostanze che così come tali o attraverso loro metaboliti, che compaiono nei sistemi biologici degli esseri viventi, interferiscono con l'utilizzazione degli alimenti, influenzando la salute e la produzione animale.

Gli anti nutrizionali possono essere classificati in quattro gruppi:

- **Fattori che influenzano l'utilizzazione e la digestione delle proteine:** inibitori delle proteasi, tannini, lectine.

- **Fattori che influenzano l'utilizzazione dei minerali:** fitati, ossalati, glucosinolati. Anti vitaminici.

- **Fattori con attività varia:** micotossine, mimosine, cianogeni, nitrati, alcaloidi, agenti fotosensibilizzanti, fitoestrogeni e saponine.

I cereali, come la verdura e i legumi contengono alcune di queste sostanze anti nutrizionali. I più importanti sono:

- **Tannini,** contenuti anche nel caffè, nel vino, nel the e nel cacao, sono sostanze aromatiche di natura fenolica che formano con le proteine dei composti indigesti. Si legano inoltre agli enzimi digestivi, limitando l'assorbimento di tutti i nutrienti.

- **Inibitori enzimatici di enzimi digestivi,** si trovano nell'endosperma della cariosside del frumento, della segale e dell'orzo. Ostacolano la digestione delle proteine e degli amidi dei cereali.

- **Lectine e resorcinoli,** interferiscono con l'assorbimento di nutrienti interagendo con la mucosa gastrica.

- **Acido fitico e i suoi sali,** diminuiscono l'assorbimento di alcuni minerali (Ca, Fe, Mg, Zn) con i quali formano composti insolubili.

- **Acido ossalico e i suoi sali,** svolge un ruolo simile all' acido fitico.

Fibre

Le fibre presenti esclusivamente negli alimenti vegetali, non sono utilizzabili dal nostro organismo, non vengono digerite né assorbite. Sono comunque molto utili perché garantiscono un buon funzionamento delle attività intestinali favorendo l'allontanamento delle sostanze tossiche.

Contribuiscono anche ad aumentare il senso di sobrietà, comportando così una minore introduzione di cibi.

<u>Le fibre si dividono in:</u>

Idrosolubili: le fibre idrosolubili sono contenute in frutta, verdura, legumi e alghe. A contatto con l'acqua aumentano di volume, trasformandosi in una massa gelatinosa. Una volta ingerite contribuiscono a dare un senso di sobrietà; sono inoltre in grado di intrappolare zuccheri, grassi e colesterolo rallentandone l'assorbimento: ciò è di grande utilità nel trattamento di varie malattie, tra cui l'obesità e il diabete. Importante è anche l'attività lassativa, derivante dall'aumento del volume fecale.

Non Idrosolubili: le fibre non idrosolubili sono contenute in cereali, frutta, verdura e legumi. Una volta introdotte nel nostro corpo esse favoriscono l'eliminazione dei rifiuti della digestione. Mescolandosi alla massa fecale ne accrescono il volume e determinano un effetto lassativo blando, ma costante. Al loro passaggio, inoltre, catturano sali biliari, colesterolo ed altre sostanze tossiche favorendone l'eliminazione.

METABOLISMO BASALE

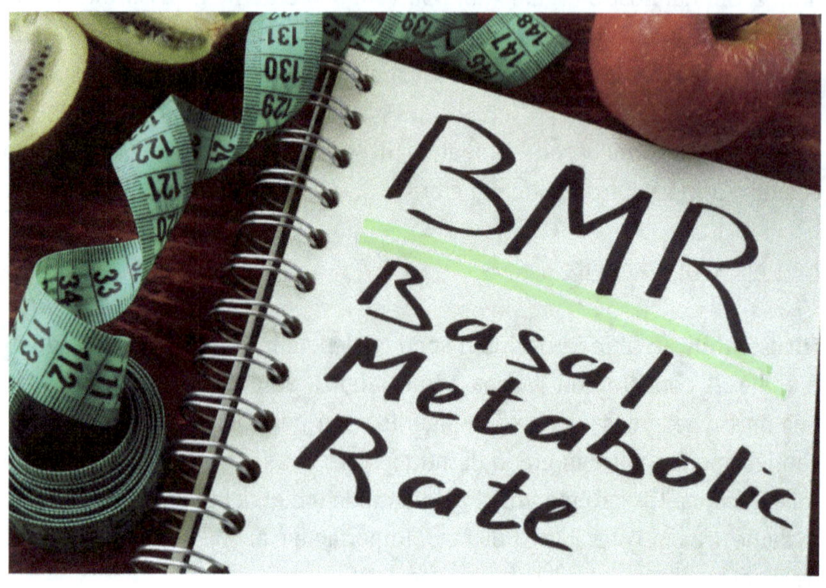

Il Metabolismo Basale rappresenta l'attività metabolica ossia l'energia utilizzata da un individuo, in condizioni di riposo mentale e fisico, in posizione supina, a digiuno da 12 ore e con una temperatura ambientale di 20 gradi. Il metabolismo basale non è costante e viene influenzato da vari fattori:

Superficie corporea: se si aumenta la superficie corporea aumenta il metabolismo basale e viceversa.

Età: aumentando l'età diminuisce il metabolismo basale e viceversa, poiché, essendo il metabolismo basale espressione principale del consumo di energia della massa magra, con l'avanzare dell'età diminuisce la massa muscolare ed aumenta il tessuto adiposo.

Massa muscolare: aumento della massa muscolare aumento del metabolismo basale.

Clima: diminuzione della temperatura aumento del metabolismo basale e viceversa.

Stato di nutrizione: digiuno ed una bassa nutrizione diminuiscono il metabolismo basale che aumenta nelle alimentazioni iperproteiche.

Febbre: il metabolismo basale aumenta del 13% ogni aumento di 1 grado di temperatura corporea.

Farmaci: i sedativi diminuiscono il metabolismo basale.

FABBISOGNO CALORICO QUOTIDIANO

Il fabbisogno calorico o energetico quotidiano (FCQ) viene definito l'apporto di energia di origine alimentare necessario a compensare il dispendio energetico in individui che abbiano dimensioni e composizione corporea compatibili con uno stato di salute a lungo termine.

Compiendo un qualsiasi lavoro muscolare noi consumiamo energia ma anche quando riposiamo il consumo pur diminuendo non cessa mai del tutto. Il lavoro muscolare del cuore ed il lavoro dei muscoli della respirazione implicano una considerevole quantità di energia in qualsiasi istante, il che vale anche per gli altri muscoli che pur se in riposo, hanno tutti un loro "tono muscolare".

Il metabolismo basale incide per il 65/75% sul fabbisogno energetico totale, il **livello di attività fisica** ossia il dispendio energetico sull'intero arco della giornata è strettamente dipendente dal tipo, dalla frequenza e dall'intensità delle attività condotte dall'individuo nell'arco della giornata.

Il livello di attività fisica può variare da un minimo del 15% (attività leggere) ad anche un 75/80% (attività pesante).

Si distinguono 3 livelli:

- *Sedentario* (impiegato, studente): 20 % del metabolismo basale
- *Moderato* (casalinga, commessa): 40 % del metabolismo basale
- *Pesante* (facchino, taglialegna): 80 % del metabolismo basale.

A queste voci vanno eventualmente aggiunte il dispendio per la crescita:

- la gravidanza e l'allattamento (+200/400 Kcal/24 h)
- il clima caldo-umido (-5% ogni 10°C in più)
- il clima freddo (+5% ogni 10°C in meno ai 18°C).

La termogenesi

È una extra produzione di calore da parte dell'organismo sotto particolari stimoli o in condizioni particolari. Si può distinguere: ___la Termogenesi Indotta dalla Dieta (TID) o Azione Dinamico-Specifica (ADS) degli alimenti___ rappresenta l'incremento del dispendio energetico in risposta all'assunzione di alimenti.

Mediamente può essere valutata in circa 7-15% del dispendio energetico totale. La TID varia in funzione della quantità e del tipo di alimenti ingeriti. Si distingue la termogenesi facoltativa legata alla quantità di alimenti assunti, e la termogenesi obbligatoria dovuta all'utilizzazione dei singoli nutrienti (processi fisiologici e metabolici). Lo stimolo termogenico maggiore è dato dalle proteine e dagli aminoacidi (10-35% dell'energia ingerita), mentre valori inferiori sono attribuibili a carboidrati (5-10% dell'energia ingerita) e lipidi (2-5%).

Esiste infine una termogenesi dovuta a sostanze ad azione nervina presenti in prodotti di usocomune (caffè, tè, tabacco, ecc.) che può assumere, in base all'entità dei consumi, un significato rilevante. In conclusione, la spesa calorica quotidiana dipende da due voci fisse: il **metabolismo basale** (all'incirca 1400-1600 calorie) e dalla **termogenesi** (all'incirca 400-600 calorie), e da una variabile, vale a dire **l'attività fisica.** Con l'alimentazione vengono fornite le calorie di cui l'organismo necessita per far fronte alla richiesta dei fattori appena evidenziati.

FABBISOGNO QUALITATIVO DELLA DIETA

Per garantire un'adeguata alimentazione è utile conoscere, oltre il fabbisogno energetico, anche quello qualitativo. Le sostanze metabolizzabili contenute negli alimenti subiscono come ultima trasformazione un processo di ossidazione, da cui deriva l'energia necessaria all'organismo. Per **coefficiente calorico** si intende la quantità di calore liberata da un grammo di principi nutritivi. I valori sono i seguenti:

- 1 g di protidi sviluppa 5,6 kcal
- 1 g di lipidi sviluppa 9,3 kcal
- 1 g di glucidi sviluppa 4,1kcal
- Vitamine e sali minerali sviluppano 0 Kcal

Questi valori sono stati calcolati usando la bomba calorimetria di Mahler. Nel calorimetro però la demolizione delle proteine è completa mentre nell'organismo umano produce urea, che contiene ancora energia; infatti le proteine hanno una funzione plastica non energetica. Pertanto il coefficiente calorico risulta essere in realtà di 4,4 Kcal/g. In più non tutti i principi nutritivi introdotti con gli alimenti sono assorbiti completamente a livello intestinale, ma ciascuno di essi ha un diverso coefficiente di assorbimento:

- Proteine: 92 %
- Lipidi: 97 %
- Glucidi: 98 %

Pertanto i coefficienti calorici dei tre principi nutritivi, nell'organismo umano si calcolano nel seguente modo:

- Glucidi: 4,1 X 0,98 = 4,018 Kcal
- Lipidi: 9,3 X 0,97 = 9,021 Kcal
- Proteine: 4,4 X 0,92 = 4,048 Kcal

Quindi approssimando i valori calorici sono i seguenti:

- 1 g di protidi sviluppa 4 kcal
- 1 g di lipidi sviluppa 9 kcal
- 1 g di glucidi sviluppa 4kcal

In conclusione si ritiene che per una persona adulta la dieta giornaliera bilanciata dovrebbe contenere i principi alimentari nelle seguenti proporzioni:

- protidi: 10 – 15 %
- lipidi: 20 – 30 %
- glucidi: 55 – 60 %

Nei nostri climi, una corretta alimentazione dovrebbe contenere glucidi, lipidi e protidi grosso modo nelle proporzioni di 1/2, 1/3 e 1/6 del totale. Ad esempio, per un fabbisogno energetico di 2400 kcal 1200 dovrebbero essere fornite dai glucidi, 800 dai lipidi e 400 dai protidi.

IL PESO IDEALE

Il calcolo del peso ideale non è un'impresa così semplice come si potrebbe pensare. Esistono vari metodi per questa valutazione, tutti con vantaggi e svantaggi. E' opportuno quindi distinguere un peso ideale, un peso di riferimento, un peso accettabile. Il peso ideale è un peso più basso del normale ed eguaglia i valori numerici espressi dai vari metodi di calcolo del peso. Il peso di riferimento è il peso individuale correlato, prescindendo dall'altezza e dalla conformazione fisica, con un benessere psicofisico. Il peso accettabile è invece compreso tra i primi due.

Fino a qualche decennio fa la magrezza era vista come sinonimo di fragilità e, al limite, di malattia. Purtroppo anche fra gli addetti ai lavori le tabelle dell'FCQ continuano a essere riprodotte su molti testi di dietologia. Per fortuna l'introduzione dell'indice di massa corporea ha finalmente riportato sulla terra tutti quei dietologi che ritenevano del tutto normale avere qualche chilo di troppo.

L' indice di massa corporea corrisponde al rapporto tra il peso corporeo (in kg) diviso per il quadrato della statura (in cm).

Risultati:
- → < 18 sottopeso;
- → 18 – 25 normale
- → 25 – 30 sovrappeso
- → 30 obesità
- → 40 obesità grave

Il peso teorico ideale di un individuo si può calcolare anche in base alla sua struttura corporea.

I tipi morfologici si classificano in:
- **longilineo** – ad ossatura piccola e leggera
- **normolineo** – ad ossatura media
- **brevilineo** – ad ossatura grande e pesante

RELAZIONE TRA ALIMENTI E ALIMENTAZIONE

Una dieta sana ed equilibrata dovrebbe possedere alcune caratteristiche generali e cioè dovrebbe essere completa nel senso di contenere tutti i principi nutritivi e nelle giuste proporzioni, mista ossia comprendente cibi assunti sia dal mondo animale sia da quello vegetale, sufficiente per sopperire a tutte le perdite sia energetiche che materiali e soprattutto varia per evitare il fenomeno della nausea che interviene quando si mangiano sempre gli stessi cibi. In altre parole, una alimentazione poco variata e incompleta può essere all'origine di disordini organici e malattie, mentre l'abuso di alcuni cibi favorisce l'insorgere di disturbi fisici di vario genere. Dopo aver intrapreso un programma terapeutico, è importante valutare con il proprio medico e con il dietista quali siano le reali modificazioni apportate alle abitudini alimentari. A questo scopo può essere utile tenere un **diario alimentare,** con la funzione di cogliere, per esempio, le situazioni o le emozioni che più facilitano il consumo scorretto di cibo, ma anche di invogliare il paziente a un maggiore controllo delle sue abitudini alimentari. È stato infatti osservato che obesi che compilavano un diario alimentare, anche al di fuori di programmi dietetici, diminuivano il loro introito calorico di circa un quarto.

Compilare il diario alimentare richiede costanza e possono essere d'aiuto le seguenti indicazioni:

- registrare ogni cibo o bevanda assunta. In particolare: il tipo cibo e la quantità, utilizzando le misure più note (come bicchiere, tazza, piatto, porzione)
- l'ora e il luogo in cui si è consumato l'alimento; eventuali attività contemporanee (leggere, parlare, ascoltare musica, televisione, radio); il grado di fame e di sazietà prima e dopo il pasto
- annotare le sensazioni provate quando si consuma il cibo, i vari stati d'animo (depresso, arrabbiato, tranquillo, allegro) e le situazioni che inducono eventuali alterazioni del comportamento alimentare.

Per potersi correttamente orientare verso un'alimentazione razionale ed equilibrata i dietisti suggeriscono una gamma di possibili alternative all'interno di sette gruppi di alimenti da cui attingere quotidianamente avendo cura di non escluderne alcuno. Si tratta di alimenti che integrandosi vicendevolmente consentono un apporto nutritivo giornaliero soddisfacente.

Il primo gruppo di alimenti è rappresentato da carne, pesce e uova, prodotti che forniscono proteine di elevato valore nutritivo nonché ferro facilmente assimilabile e vitamine del complesso B. La carne comprende il prosciutto e gli insaccati (dei quali tuttavia occorre fare uso limitato per il loro contenuto in sale e grassi) e il pesce a cui si associano anche i molluschi e i crostacei cioè tutti i prodotti della pesca. Le uova ovviamente non sono solo quelle di gallina, ma, per esempio, anche il caviale (per chi se lo può permettere).

Il secondo gruppo è rappresentato dal latte e dai suoi derivati (yogurt, latticini e formaggi). Si tratta di alimenti ricchi di proteine ma poveri di ferro. Il latte, ad esempio, che è considerato un alimento completo, manca invece di alcune vitamine ma soprattutto del ferro, ed anche per tale motivo si rende necessario lo svezzamento del neonato dopo il periodo di allattamento al seno della madre. Il latte, mentre da un lato è privo del ferro dall'altro è ricchissimo di calcio e quindi è un alimento importante non solo per gli adolescenti in età evolutiva, ma anche per prevenire l'osteoporosi soprattutto nelle donne dopo la menopausa.

Il terzo gruppo è rappresentato dai cereali e derivati (pane e pasta). Si tratta di alimenti a scarso contenuto proteico e minerale, ma indispensabili per la produzione di energia. Ben metà dell'energia giornaliera deriva dalla combustione dei carboidrati complessi. In realtà se il pane (e la pasta) invece che bianco fosse integrale cioè fosse fatto con la farina ottenuta macinando il chicco intero esso conterrebbe, oltre che abbondanti fibre, molti minerali come il ferro e il calcio e alcune vitamine del complesso B che invece vanno persi con l'eliminazione della crusca.

Il quarto gruppo è rappresentato dai legumi, un alimento ricco di proteine anche se non complete in tutti gli amminoacidi, di ferro, di vitamine del complesso B, di amidi e di fibre. Le popolazioni dell'America latina, ad esempio, nella loro dieta fanno largo uso di fagioli che mescolano con il riso.

Il quinto gruppo è quello dei grassi da condimento. Questi vanno usati con parsimonia ma non devono essere aboliti del tutto, perché sono indispensabili per l'assorbimento delle vitamine liposolubili (A e D). Possono essere ridotti nella preparazione dei sughi allorché i grassi medesimi siano già presenti nella carne, nel pesce o in alcuni frutti ricchi di olio come le olive stesse.

Il sesto gruppo comprende alimenti ricchi di vitamina A (fegato, rognone, ecc.), o del carotene cioè della molecola dalla quale verrà ricavata la vitamina A (carote, zucche, pomodori, albicocche, cachi, melone giallo, ecc.).

Il settimo gruppo infine comprende i vegetali ricchi di vitamina C (tutti gli agrumi, i kiwi, ecc.).

Generalmente la maggior quantità di calorie viene consumata al mattino o al pomeriggio, vale a dire nei momenti in cui si è più attivi. La sera il dispendio energetico è normalmente inferiore, ma dipende sempre dalle abitudine delle singole persone. Il mio consiglio è quello di assumere una maggior quantità di calorie a colazione e a pranzo, queste, infatti, saranno più facilmente consumate nell'attività giornaliera.

Le calorie totali assunte durante la giornata vanno ripartite in queste proporzioni:

- **il 25% del fabbisogno giornaliero a colazione,**
- **il 35-40% a pranzo,**
- **il 10-15% suddiviso fra i due spuntini,**
- **il 25-30% a cena.**

La prima colazione

Per cominciare bene la giornata è importante fare una adeguata, nutriente e varia prima colazione. E' un momento alimentare troppo spesso trascurato, soprattutto in età scolare. E' dimostrato che saltare la prima colazione, oltre a causare ipoglicemia, ridotta concentrazione mentale, si correla positivamente con l'obesità. Un dato statistico interessante fa rilevare che solo il 5% dei non obesi salta la prima colazione, contro il 23% degli obesi. In parole povere, chi non fa colazione al mattino è portato a mangiare molto di più nel corso della giornata, con il rischio di eccedere e di ingrassare. Latte e yogurt, fette biscottate, frutta fresca e marmellata, dovrebbero essere gli ingredienti fondamentali della prima colazione, perché forniscono il giusto apporto di calcio, proteine, zuccheri e carboidrati. La mancanza di una prima colazione adeguata, crea una carenza energetica che si traduce in svogliatezza, difficoltà di concentrazione e fame. Quindi è importante cominciare la giornata con una riserva di energia che permetta di affrontare tutti gli impegni senza 'black-out', in modo da arrivare al pasto di mezzogiorno senza essere troppo affamati.

Uno spuntino a metà mattina

A metà mattina si dovrebbe fare un piccolo spuntino, consistente in un frutto o in un vasetto di yogurt. Anche una fetta di pane e marmellata può andare bene ed è sicuramente meglio di una brioche confezionata, più calorica, ricca di grassi e quindi meno digeribile.

Il pranzo

Il pranzo ideale consiste in un primo piatto a base di pasta o riso, condito con legumi o con sugo di verdure e accompagnato da un contorno di verdura, cotta o fresca, condita con olio extravergine d'oliva da gustare con un piccolo panino. In realtà, la tendenza generale, è quella di dare, anche a pranzo, una porzione di alimenti proteici, consistente nella classica bistecca o in una porzione di formaggio. Recenti studi nutrizionali consigliano di diminuire l'apporto proteico, riducendolo ad una sola porzione al giorno di proteine, da assumere la sera.

La merenda

La merenda, a seconda dei gusti, può essere dolce o salata, abituare i bambini a cibi semplici, poco elaborati e di facile digestione. Pane e marmellata, frutta fresca, uno yogurt o una fetta di pane condita con un poco di olio e sale costituiscono gli spuntini capaci di accontentare tutti i gusti.

La cena

La cena deve essere leggera, di facile digestione e ricca di fibre, fornite da verdura, legumi e frutta. Perfetta è la combinazione che prevede fibra, carboidrati (forniti da pasta, pane o riso) e proteine provenienti da carne, pesce, uova, formaggi e legumi. Ciò che conta è variare spesso la fonte proteica, alternando alimenti diversi nel corso della settimana.

La carne non rappresenta la fonte unica e privilegiata di proteine, come molte persone credono, pesce e legumi, ad esempio, forniscono elementi nutrienti fondamentali, necessari allo sviluppo e alla crescita di un bambino. Anche le uova forniscono aminoacidi essenziali e rappresentano un alimento indispensabile della dieta.

LE EQUIVALENZE ALIMENTARI, GLI SCARTI E I COEFFICIENTI DI RIFIUTO

Con il termine equivalenze alimentari si intende la possibilità di sostituire un alimento con un altro dello stesso gruppo o di un altro gruppo, al fine di ottenere lo stesso valore in nutrienti.

Per esempio 1 Kg di carne di manzo equivale al contenuto proteico di 84 g di formaggio Bel Paese o a 174 g di merluzzo.

Altri esempi:

20 g di riso = 350 g di funghi 25 g di pane = 150 g di mela

30 g di pane integrale = 200 g di arance

20 g di pasta = 350 g di pomodori

100 g di patate = 350 g di peperoni

30 g di piselli = 400 g di spinaci

Nel considerare il valore economico e nutrizionale degli alimenti, occorre tener conto soprattutto della parte edibile cioè di quella parte che viene realmente utilizzata e consumata.

Gli scarti costituiscono la parte non commestibile di un alimento come bucce, noccioli, ossa ecc…

Le percentuali di scarto, dette coefficienti di rifiuto, variano in base al tipo di alimento ma anche in rapporto ai metodi con cui l'alimento viene preparato e consumato e quindi alle tradizioni culinarie.

I LARN

Acronimo di Livelli di Assunzione Raccomandata di Nutrienti e di energia. Sulla base di studi di popolazione sui consumi alimentari sono state redatte delle tabelle che riportano le dosi giornaliere di tutti i nutrienti.

Servono a proteggere l'intera popolazione dal rischio di carenze nutrizionali, più che di orientare la quantità e la qualità dell'alimentazione dei singoli individui e influenzare i consumi alimentari.

Non rappresentano il limite minimo al di sotto del quale c'è la malnutrizione, ne un livello ottimale di assunzione, di fatto sono il livello di sicurezza valido non tanto per un singolo individuo quanto per la popolazione nel suo complesso.

Inoltre costituiscono la base per pianificare la politica degli approvvigionamenti alimentari nazionali e sono il punto di riferimento nelle decisione dietetiche di refezioni scolastiche e mense aziendali.

LA DIETA MEDITERRANEA

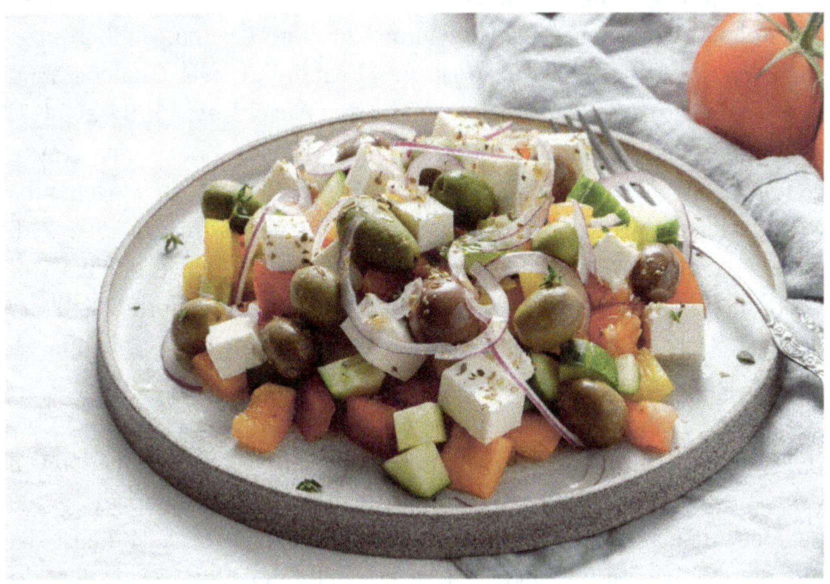

E' un modello nutrizionale ispirato ai modelli alimentari tradizionali di tre paesi europei e uno africano del bacino del mediterraneo: Italia, Grecia, Spagna e Marocco. Nel 2008 l'Italia presentò richiesta all'UNESCO affinché la dieta mediterranea venisse inserita fra i patrimoni culturali immateriali dell'umanità, riconoscimento che riceve nel 2010.

Questo modello nutrizionale è stato abbandonato nel periodo del boom economico degli anni sessanta e settanta perché ritenuto troppo povero e poco attraente rispetto ad altri modelli alimentari provenienti in particolare dalla ricca America, ma ora la dieta mediterranea sta sicuramente riconquistando, tra i modelli nutrizionali, l'interesse dei consumatori e sta conoscendo una grande diffusione, specie dopo gli anni novanta, in alcuni paesi americani fra cui l'Argentina, l'Uruguay, alcune zone degli Stati Uniti d'America e in Australia.

Il primo a intuire la connessione tra alimentazione e malattie del ricambio, quali diabete, bulimia, obesità, fu il medico nutrizionista italiano Lorenzo Piroddi (Genova 1911-1999). Considerato il "padre" della dieta mediterranea è anche autore del libro Cucina Mediterranea. Ingredienti, principi dietetici e ricette al sapore di sale. Qualche anno dopo, dal canto suo, lo scienziato americano Ancel Keys (1904-2004) si fece promotore dell'ampio programma di ricerca noto come Seven Countries Study e autore del libro Eat well and stay well, the Mediterranean way. Keys aveva notato una bassissima incidenza di malattie delle coronarie presso gli abitanti di Nicotera e dell'isola di Creta, nonostante l'elevato consumo dei grassi vegetali forniti dall'olio d'oliva, e avanzò l'ipotesi che ciò fosse da attribuire al tipo di alimentazione caratteristico di quell'area geografica.

In seguito a questa osservazione prese l'avvio la famosa ricerca "Seven Countries Study", basata sul confronto dei regimi alimentari di 12.000 persone, di età compresa tra 40 e 59 anni, sparse in sette Paesi del mondo (Finlandia, Giappone, Grecia, Italia, Olanda, Stati Uniti e Jugoslavia). I risultati dell'indagine non lasciarono dubbi: la mortalità per cardiopatia ischemica (infarto) è molto più bassa presso le popolazioni mediterranee rispetto a Paesi, come la Finlandia, dove la dieta è ricca di grassi saturi (burro, strutto, latte e suoi derivati, carni rosse). Ancel Keys, e altri scienziati che presero parte al "Seven Countries Study", proseguirono i loro studi a Nicotera (Vibo Valentia), Crevalcore (Emilia), Montegiorgio (Marche).

A Pioppi (Pollica), nel Cilento, Keys continuò a vivere per oltre 40 anni, una scelta condivisa da altri suoi collaboratori, come Martti Karvonen, Jeremiah Stamler, Flaminio Fidanza e Bartolomeo Fidanza. È stato insignito nel 2004 della Medaglia al merito alla salute pubblica dello Stato Italiano.

Con la guida del Prof. Jeremiah Stamler (cardiologo americano, collaboratore di Ancel Keys), a 40 anni dalla pubblicazione dei risultati delle ricerche del "Seven Countries Study" (settembre 1969), è stata fondata a Pioppi" l'Associazione per la Dieta Mediterranea: alimentazione e stile di vita" (Presidente dott. A. Notaro) che ha organizzato dal 24 al 27 settembre 2009 il convegno sulla Dieta Mediterranea a Pioppi, a cui hanno partecipato illustri scienziati (alcuni dei quali avevano partecipato anche alla pubblicazione degli studi del '69) e personalità da ogni parte del mondo, l'associazione ha ricevuto un'onorificenza dal Presidente della Repubblica Italiana Giorgio Napolitano per il valore culturale e sociale rivestito dall'associazione e dal convegno organizzato, come importante fonte di divulgazione di un corretto stile di vita.

Durante il Convegno gli scienziati hanno firmato un documento che attesta l'effettiva connessione tra la Dieta Mediterranea e Pioppi come luogo di svolgimento degli studi di Keys e dei suoi collaboratori, facendo così diventare Pioppi Capitale Mondiale della Dieta Mediterranea.

Il 20 gennaio 2003 si è svolto il primo Simposio Internazionale sulla dieta mediterranea italiana di riferimento, organizzato da Antonino De Lorenzo, presso l'Università degli Studi di Roma "Tor Vergata" dove sono stati definiti i criteri di adeguatezza nutrizionale per la dieta mediterranea italiana di riferimento. Nel 2005 si è svolto il secondo Simposio Internazionale sulle Diete Mediterranee Europee a Nicotera. Allo stesso anno risale la fondazione dell'Istituto Nazionale per la Dieta Mediterranea e la Nutrigenomica (I.N.D.I.M), con sede a Reggio Calabria. Nel 2008, il Ministero delle Politiche Agricole Alimentari e Forestali, riconosce la dieta mediterranea come dieta di riferimento biologica. Il 9 maggio 2010 si è svolto il terzo Simposio Internazionale a Nicotera, nella ricorrenza del Cinquantenario del rilevamento dei consumi alimentari del 1960, in quella sede sono stati definiti l'associazione tra il modello alimentare mediterraneo e l'espressione di alcuni geni che controllano l'infiammazione e l'aterosclerosi fornendo le basi con cui la nutrizione molecolare offre una prospettiva efficace d'intervento, definendo l'apporto di nutrienti specifici in base al fabbisogno energetico e al patrimonio genetico individuale.

I Congressi Internazionali dedicati all'argomento si sono svolti dal 1996 in Spagna, che ne ha curato anche l'aspetto promozionale. Nel mese di Giugno 2013 la Fondazione Culturale Fondazione Culturale "Paolo di Tarso" idea e realizza il progetto "Dieta Mediterranea - Futuro Alimentare" in collaborazione con la Camera di Commercio di Cosenza, l'Accademia della Dieta Mediterranea di Cosenza, il Movimento per la Dieta Mediterranea, il Cibo Sano e la Salute. Per le sue alte finalità etiche il progetto ha ricevuto l'Adesione del Presidente della Repubblica Italiana e con la direzione dell'Economista Agroalimentare Prof. Fausto Cantarelli, ha diretto la sua attenzione sulla questione economica legata alla Dieta Mediterranea intesa quale modello economico per lo sviluppo del Mezzogiorno d'Italia le cui terre sono note per la produzione di Alimenti e Prodotti della Dieta Mediterranea.

Gli esiti positivi del citato progetto ha fattosi che l'UNICAL - Università della Calabria - Di. B.E.S.T. - Dipartimento Biologia, Ecologia e Scienze della Terra, proponesse il Master di primo livello in "Green Economy, Dieta Mediterranea e Sostenibilità Ambientale: Management in Sicurezza, Qualità ed Economia Agroalimentare" attivato con successo il giorno Venerdì 31 gennaio 2014. Il crescente interesse dovuto alle tante attività su citate e ai risvolti Accademici ha portato l'Amministrazione della Città di Contursi Terme, attuatrice del Codice Etico che prevede una virtuosa trasparenza nella gestione del bene comune, a promuovere il Primo Expo Mondiale della Dieta Mediterranea 2016.

La dieta mediterranea ha un elevato consumo di pane, frutta, verdura, erbe aromatiche, cereali, olio di oliva, pesce e vino (in quantità moderate) ed è basata su un paradosso (almeno per il punto di vista del nutrizionista tradizionale): i popoli che vivono nelle nazioni del Mediterraneo consumano quantità relativamente elevate di grassi ma, nonostante ciò, hanno minori tassi di malattie cardiovascolari rispetto alla popolazione statunitense, nella cui alimentazione sono presenti livelli simili di grassi animali. La spiegazione è che la gran quantità di olio d'oliva usata nella cucina mediterranea controbilancia almeno in parte i grassi animali.

L'olio di oliva sembra infatti abbassare i livelli di colesterolo nel sangue; si pensa inoltre che il consumo moderato di bevande alcoliche (in particolare vino) durante i pasti, sia un altro fattore protettivo, forse per gli antiossidanti contenuti nelle bevande alcoliche.

Secondo lo studio, la dieta mediterranea diminuisce il tasso di mortalità della coronaropatia (malattia coronarica) del 50%. Inoltre la dieta mediterranea spiega che sarebbe meglio bere minimo 6 bicchieri d'acqua al giorno. In realtà il largo uso dei cereali è stato da alcuni criticato.

Cereali: un posto privilegiato nella Dieta Mediterranea è occupato dai cereali integrali. Al gruppo dei cereali appartengono i seguenti alimenti: pasta, riso, mais, orzo e farro. Cereali meno comuni nella tradizione culinaria l'avena, la quinoa ed il miglio. Il consumo di cereali integrali sarebbe da preferire. Il processo di raffinazione impoverisce i cereali di vitamine, sali minerali e fibre. I cereali sono per lo più fonte di carboidrati complessi, che, in base alla Dieta Mediterranea, dovrebbero fornire il 55-60% delle calorie giornaliere. Secondo il modello della Dieta Mediterranea le porzioni di riferimento nel consumo di cereali dovrebbero essere:

- ***80 g per la pasta secca e per il riso.*** Mentre la porzione di riferimento per la pasta all'uovo fresca è di 120 g. Per i primi piatti in brodo, invece, 40 grammi per la pasta secca e il riso e di 60 grammi per quella all'uovo fresca. Il primo piatto deve essere sempre l'inizio per un pasto? No. Tra pasta e riso bisognerebbe mangiare il primo circa 8 volte alla settimana tra pranzo e cena. Le altre volte si potrebbe consumare un piatto unico abbinato ad un contorno. Il piatto unico è caratterizzato dall'unione del primo piatto col secondo (pasta e fagioli, pasta col ragù, gnocchi di patate al ragù, pizza con mozzarella e pomodoro).

- ***50 g di pane.*** Anche nel caso del pane il consumo dovrebbe essere limitato a 1-2 volte al giorno.

Legumi: la loro funzione è triplice, giacché la loro composizione vede una discreta presenza di carboidrati a lento assorbimento (basso indice glicemico), ma soprattutto, se comparata con altri cibi vegetali, una corposa presenza di proteine. Una dieta equilibrata che comprenda l'associazione di cereali e legumi è completa dal punto di vista proteico, in quanto fornisce all'organismo tutto lo spettro amminoacidico necessario. I legumi hanno anche il merito di apportare discrete quantità di sali minerali, alcune vitamine e fibra alimentare.

Frutta fresca e verdura: è ormai consolidata l'opinione circa la quale è opportuno consumare quotidianamente la cifra ideale di 5 porzioni di frutta e verdura. Indubbi sono i vantaggi: questi alimenti generano un senso di sazietà a fronte di un ridotto potere calorico. Da sottolineare anche l'ingente quantità d'acqua che questi alimenti contengono, molto spesso superiore al 90% (nella frutta), caratteristica che dovrebbe tendere ad aumentare il consumo di questi cibi a maggior ragione nelle calde giornate estive mediterranee, per integrare adeguatamente i liquidi perduti. Molti frutti forniscono un imprescindibile e insostituibile contributo di vitamina C, una vitamina idrosolubile fondamentale per molteplici funzioni.

Si raccomanda di consumare preferibilmente frutta di stagione.

Ortaggi: patate: 200 grammi di patate (pesate a crudo e senza buccia). Andrebbero portate a tavola circa 2 volte a settimana , come alimento o in preparazione come ad esempio gli gnocchi.

Carne e pesce: generalmente la dieta mediterranea tende a consigliare un consumo di pesce più largo rispetto a quello della carne. Il pesce, d'altra parte, non ha potuto restare escluso dalle tavole mediterranee, proprio per la presenza dell'ambiente marino che ha plasmato e determinato la storia dei paesi che si affacciano sul Mediterraneo. Gode principalmente di ottime quantità proteiche, di acidi grassi essenziali e alcuni sali minerali. Quanto alla carne, si tende a preferire quella bianca (pollo, tacchino, coniglio) a quella rossa. Ricca in proteine, vitamine e sali minerali, la componente lipidica (grassi) dipende fortemente dall'animale di provenienza e anche dalla parte dell'animale.

Uova e latticini: questi alimenti sono famosi per l'apporto di proteine in quantità, e per le qualità. Stando alle scale del valore biologico delle proteine dei singoli alimenti, l'uovo ha una posizione privilegiata, seconda soltanto al siero del latte. È doveroso differenziare le due componenti dell'uovo: il tuorlo (contenente grassi e colesterolo, ma anche vitamine e sali minerali) e l'albume (contenente proteine). Il latte è fonte di sali minerali, di vitamine e di proteine.

Dolci: i dolci sono poco presenti nella dieta mediterranea ma essa, essendo una dieta variata, ne consente l'utilizzo una volta alla settimana.

Acidi grassi monoinsaturi

Sono contenuti in elevata quantità in tutti gli oli ricavati dalle olive e quindi nell'olio extravergine di oliva, nell'olio vergine di oliva, nell'olio di oliva e nell'olio di sansa di oliva. Sono inoltre presenti nei pesci (i grassi di animali terrestri sono invece costituiti in massima parte da grassi saturi, nocivi alle arterie); assunti nelle dovute quantità, diminuiscono i livelli di LDL (il cosiddetto "colesterolo cattivo") mentre aumentano o lasciano invariato il livello di HDL (cosiddetto colesterolo buono). La pericolosità delle LDL risiede nella loro capacità di innescare, se ossidate dai radicali liberi, un meccanismo che conduce alla progressiva occlusione delle coronarie e al conseguente infarto.

Antiossidanti

Largamente diffusi in tutto il mondo vegetale, sono sostanze prodotte dalle piante a difesa delle loro stesse strutture; si oppongono alle ossidazioni prodotte dai "radicali liberi", un sottoprodotto delle reazioni chimiche che avvengono nell'organismo. Gli antiossidanti più noti sono l'idrossitirosolo e l'oleuropeina contenuti in modo particolare nell'olio extra vergine di oliva a cui attribuiscono le note caratteristiche fruttate, con le note positive di piccante e amaro; queste appartengono alla classe dei fenoli; il resveratrolo e la quercitina contenuti nel vino rosso (appartenenti alla classe dei flavonoidi), le vitamine E, C e carotenoidi (precursori della vitamina A).

Le fibre

Le fibre producono nel nostro organismo effetti molto interessanti: stimolano la secrezione della saliva, dei succhi gastrici e danno una sensazione di sazietà; normalizzano le funzioni intestinali; abbassano i livelli di colesterolo nel sangue; accelerano il transito intestinale. Secondo degli studi la dieta mediterranea ha effetti protettivi sul cervello, contribuendo a prevenire il declino cognitivo; essa è molto importante per i suoi effetti benefici sulla salute. Dopo essersi rivelata protettiva nei confronti di malattie cardiovascolari, tumori e probabilmente di allergie e asma, lo studio ne segnala i potenziali effetti protettivi sul cervello.

È infatti emerso che chi segue questo tipo di regime alimentare ha meno possibilità di andare incontro a un modesto declino cognitivo, uno stadio tra il normale invecchiamento e la demenza. Non solo, la dieta mediterranea ridurrebbe le possibilità di sviluppare la malattia di Alzheimer in chi già mostra segnali di difficoltà cognitive.

Recentemente gli studi di De Lorenzo e collaboratori (Curr Pharm Des. 2010;16(7): 814-24.), hanno messo in evidenza il possibile impatto positivo sulla salute della dieta mediterranea biologica (dieta italiana mediterranea di riferimento) rispetto a quella convenzionale, in termini di riduzione dello stato infiammatorio e della disfunzione endoteliale associata con l'obesità e le patologie renali.

Sottolineano, inoltre, per la prima volta, che il consumo giornaliero di alimenti biologici nell'ambito della dieta mediterranea potrebbe essere collegato ad una riduzione di omocisteina, fosforo, colesterolo totale, micro albuminuria e ad un aumento della vitamina B12 nel sangue. Inoltre, la Dieta Mediterranea, articolata in un intervento sugli stili di vita più ampio in uno studio di follow-up clinico, ha migliorato la circolazione a livello di arterie renali nella ipertensione essenziale.

Ciò si verifica attraverso la riduzione delle resistenze intra renali, e non comporta una modifica dell'insulino-resistenza. Attraverso questo meccanismo vascolare la dieta mediterranea sembra in grado di modificare una componente importante della patofisiologia della ipertensione arteriosa e dell'aterosclerosi. Da tutti questi fattori deriva una minore incidenza di patologie cardiovascolari, che risulta essere particolarmente importante per i pazienti con insufficienza renale cronica. Per tali ragioni è possibile affermare che la dieta mediterranea svolga un ruolo fondamentale nella longevità e nella qualità della vita.

LA DIETA PER IL DIABETE DI TIPO II

La dieta ideale per il diabete non è complessa o restrittiva. Pur dovendo fornire un apporto calorico giornaliero uguale a quello di una persona non diabetica (ovviamente se c'è sovrappeso è indicato un regime ipocalorico), in relazione alla costituzione fisica, al sesso, all'età, alla statura e all'attività lavorativa, deve avere quattro obiettivi: *il controllo glicemico, il raggiungimento ed il mantenimento del peso corporeo, la prevenzione ed il trattamento dei principali fattori di rischio cardiovascolare, il mantenimento di uno stato di benessere non solo fisico ma anche psichico.*

Per cui, la dieta deve essere sempre personalizzata tenendo conto delle abitudini alimentari del soggetto e della famiglia, così come delle sue esigenze di vita di relazione. Una attenzione particolare, dicono gli esperti, va riservata all'**assunzione dei carboidrati,** in un quantitativo non inferiore ai 130 e non superiore ai 300 g/giorno, che dovrebbero preferibilmente provenire da alimenti ricchi in carboidrati complessi e fibra alimentare, quali legumi, vegetali, cereali integrali e frutta.

Ecco i consigli per una efficace 'dietoterapia':

- consumare 5 porzioni al giorno tra ortaggi e frutta, variando i colori: verde (verdura), rosso (pomodori), arancione (carote, arance),

- preferire pane e pasta integrale,

- utilizzare spesso, almeno tre volte a settimana) i legumi (fagioli, lenticchie, ceci, piselli, ecc.),

- consumare almeno due porzioni di pesce a settimana,

- preferire carni magre e bianche,

- bere una tazza di latte parzialmente scremato o scremato al giorno oppure uno yogurt magro,

- assumere formaggi e latticini non più di 2 volte a settimana,

- per cucinare o condire le insalate usare l'olio di oliva o di semi evitando i grassi "saturi" come burro, strutto, panna, pancetta, etc,

- ridurre al massimo anche i cosiddetti grassi "trans", presenti in crackers, biscotti, merendine che riportano sulle etichette la presenza di oli/grassi idrogenati/parzialmente idrogenati,

- tra le bibite preferire quelle senza zucchero,

- se si usano bevande alcoliche quali vino o birra, limitarne il consumo ad 1 bicchiere al giorno per la donna e 2 per l'uomo, preferibilmente durante i pasti.

ALIMENTI DA ASSUMERE OCCASIONALMENTE - zucchero, marmellata, miele, caramelle, cioccolata, prodotti dolciari raffinati ad alto contenuto glucidico e lipidico (biscotti, snack, merendine, gelati, dolci preconfezionati, cornetti, paste); primi piatti elaborati preparati con condimenti grassi (lasagne, tortellini, cannelloni, risotti, ecc.); pizze, sostituti del pane con grassi aggiunti e sale (crackers, grissini, panini all'olio, focacce); patate; frutta secca (mandorle, noci, arachidi, datteri) e sciroppata, frutta molto ricca in zuccheri (banane, uva, fichi e cachi); succhi di frutta, bevande zuccherate e superalcolici; burro, lardo, strutto, margarine dure, etc.

ALIMENTI DA PREFERIRE - primi piatti semplici con sughi poco conditi: pasta e riso meglio integrali, con pomodoro o pesce o verdure o legumi, in quantità moderate e cercando di evitare di accoppiare nello stesso pasto due amidacei (pane e pasta, o pane e riso, o pizza e pasta); verdura e frutta ad eccezione di quella molto ricca in zuccheri; dolcificanti acalorici e con moderazione, polialcoli (sorbitolo, xilitolo); acqua minerale e bevande non zuccherate o light. È importante fare attenzione a **rispettare le porzioni consigliate:** anche i cibi sani, in quantità troppo abbondanti, possono far aumentare di peso. Viceversa, la dimenticanza di una porzione può provocare la comparsa di ipoglicemia (eccessivo abbassamento dello zucchero nel sangue).

I PASTI – E' bene sapere non solo cosa mangiare, ma anche come. Gli esperti raccomandano infatti di:

- *Non saltare mai la colazione.* Essa dovrebbe essere composta preferibilmente da una tazza di latte parzialmente scremato o un vasetto di yogurt magro + fette biscottate o pane o cereali o biscotti secchi, integrali + un frutto di medie dimensioni (circa 150 g) da consumare se possibile con la buccia ben lavata.

- *A pranzo e a cena consumare pasti in cui siano presenti il primo piatto nell'uno e il secondo nell'altro (o viceversa),* per esempio:

Pranzo: pasta o riso (cotti al dente, almeno nel 50% dei casi integrali) con legumi/verdure, o zuppa di legumi + contorno + un frutto.

Cena: pane (almeno nel 50% dei casi integrale) + secondo piatto (carne o pesce o formaggio o salumi o uova) + contorno + un frutto.

E' importante sapere che bisogna fare attenzione ai condimenti dei cibi, ad esempio l'olio di oliva, di arachide, di soia e di girasole devono essere usati con moderazione.

LA DIETA PER L'IPERTENSIONE

Nella terapia dell'ipertensione la dieta ricopre un ruolo importante, che in molti casi diventa addirittura terapeutico; per questo motivo deve essere argomento di competenza medica, alla quale le linee guida riportate in questo articolo non intendono in alcun modo sostituirsi.

Quando si parla di dieta ed ipertensione l'accento cade inevitabilmente sul sale da cucina e sugli alimenti che lo contengono in quantità importanti. A dire il vero, la correlazione tra dieta ricca di sodio ed ipertensione non è mai stata dimostrata in maniera inconfutabile; tuttavia, sappiamo che l'incidenza della malattia è minore nelle popolazioni che adottano uno stile alimentare iposodico. Pertanto, una dieta ricca di sodio aumenta il rischio, quindi la probabilità, di sviluppare l'ipertensione, ma non è detto che chi infrange palesemente questa regola soffrirà di ipertensione e chi la rispetta ne sarà esente.

Il ruolo del sodio è infatti sfumato da molti altri fattori predisponenti, come le abitudini alimentari in senso più ampio (gli eccessi calorici e lipidici favoriscono la comparsa della malattia), la predisposizione genetica, la sedentarietà e lo stile di vita (stress, fumo, abuso di alcol o droghe ecc.).

Sia in ambito preventivo, sia in quello terapeutico, la dieta per l'ipertensione si articola su quattro punti fondamentali:

- **contenere l'apporto di sodio**

- **aumentare quello di potassio** (tramite un generoso consumo di frutta, verdura e alimenti integrali)

- **controllare il peso corporeo e limitare il consumo di alcolici.**

L'apporto di sodio andrà ridotto al di sotto dei 3-5 grammi al giorno, grazie alla riduzione del consumo di sale (o alla sua sostituzione con analoghi iposodici) e degli alimenti ricchi in sodio.

In vari studi, il passaggio dall'alimentazione tipica dei Paesi industrializzati (che fornisce dieci o più grammi di sodio al giorno) ad una dieta iposodica, si è dimostrata in grado di ridurre la pressione arteriosa di 2-8 mmHg. A tal proposito è bene ricordare che un grammo del normale sale da cucina contiene 400 mg di sodio; di conseguenza, un pizzico di sale apporta all'incirca un grammo di sodio.

Limitare l'aggiunta di sale agli alimenti può sembrare difficile, ma in realtà non c'è nulla di più semplice; il palato, infatti, si può educare, e se la riduzione avviene gradualmente, si abituerà al nuovo regime alimentare senza troppi problemi, trovando gustose pietanze che fino a poco tempo prima sembravano insipide; il sale può anche essere sostituito con prodotti iposodici (contenenti ad esempio cloruro di potassio) od aromi e spezie varie, come peperoncino, erbe, aglio, prezzemolo, rosmarino, salvia e origano.

In tal senso i genitori hanno una grossa responsabilità nei confronti dei propri figli, che devono essere indirizzati, sin dai primissimi anni di vita, ad un'alimentazione povera di snack e stuzzichini ricchi di sale.

Una volta ridotta l'aggiunta di sodio occorre diminuire anche il consumo dei cibi in cui è presente in grandi quantità; il cibo confezionato ed i salumi, per esempio, sono due dei principali ostacoli alla riduzione del sodio nella dieta. Oltretutto, si tratta di alimenti generalmente ipercalorici, che aumentano lo stimolo della sete, spesso placato con bibite zuccherate o alcoliche.

Attenzione anche ai dadi da brodo ed ai preparati per insaporire le pietanze - molto utilizzati nei ristoranti, specie in quelli orientali - perché ricchi di glutammato monosodico.

Il fabbisogno quotidiano di sodio è di circa 400 mg, un valore molto inferiore rispetto alla quota assunta da molte persone (anche 20 volte maggiore), che aumenta negli episodi febbrili, in caso di profusa sudorazione (compresa quella indotta dall'attività fisica), eccessi di vomito e diarrea.

In linea generale, il sodio abbonda negli alimenti animali (specie se stagionati, come i formaggi ed i salumi) e scarseggia in quelli vegetali, che sono invece più ricchi in potassio (carciofi, bietole, sedano, carote, rape, spinaci e cavoli contengono più sodio delle altre verdure comunemente impiegate). Ovviamente, il sodio abbonda anche negli alimenti conservati sotto sale o in salamoia, come i capperi, alcuni pesci e le olive.

Come anticipato, la riduzione del consumo di sodio deve accompagnarsi ad un'aumentata assunzione di potassio; questo minerale può infatti essere considerato un vero e proprio antidoto del sodio, tanto che l'adeguatezza del suo apporto garantisce un miglior controllo pressorio ed, in alcuni casi, riduce il bisogno di ricorrere a farmaci-antipertensivi (da qui l'importanza, se già si soffre di ipertensione, di consultare il proprio medico prima di cambiare le proprie abitudini dietetiche). Il potassio si trova sopratutto nei cereali integrali, nella frutta e nella verdura.

Il trattamento dietetico dell'ipertensione non deve quindi concentrarsi unicamente sulla riduzione del consumo di sodio, ma riequilibrare il suo rapporto con il potassio e limitare gli eccessi, soprattutto per quanto riguarda il consumo di lipidi, alcol e cibi ipercalorici. Il quadro preventivo - terapeutico - comportamentale viene completato da un'adeguata attività fisica di tipo aerobico, da svolgersi ad un ritmo non troppo impegnativo in almeno tre occasioni settimanali, della durata singola di 40 o più minuti.

Le semplici regole dietetiche riportate sono le raccomandazioni della cosiddetta dieta DASH (sigla che sta per Dietary approaches to stop hypertension, ossia Approcci dietetici per bloccare l'ipertensione.

LA DIETA PER L'OBESITÀ

La dieta per l'obesità non dovrebbe essere interpretata come un semplice "schema" alimentare o come "cura periodica"; piuttosto deve rappresentare una correzione totale e definitiva delle abitudini soggettive che hanno dato luogo all'alterazione patologica della composizione corporea e delle funzioni metaboliche (alimentazione scorretta ed assenza di attività fisica auspicabile).

Non a caso "dieta" - etimologia greca e latina - significa stile/modo di vita.

La dieta per l'obesità si focalizza su alcuni punti chiave o principi cardine; ovviamente, ogni professionista ha una propria visione della dieta per l'obesità, alla quale corrisponde un metodo assolutamente unico e soggettivamente interpretato. Tuttavia, alcuni concetti risultano univocamente condivisi, e sono:

Rettifica dell'alimentazione:
- riduzione delle calorie introdotte giornalmente
- ripartizione nutrizionale soggettiva
- ripristino delle razioni raccomandate giornaliere per macro e microelementi
- ripartizione dei pasti soggettiva
- eliminazione dei cibi spazzatura (junk-food).

Incremento del dispendio energetico
- sia riferito all'attività fisica ordinaria (camminare, salire e scendere le scale, spostarsi in bicicletta ecc.)
- sia riferito all'attività fisica motoria protocollo di allenamento aerobico/anaerobico.

Cura o riduzione di eventuali patologie aggravanti (disfunzioni ormonali) o aggravate dall'obesità (sopra menzionate).

L'applicazione della dieta per l'obesità implica una vera e propria rettifica dell'alimentazione. Per prima cosa è necessario ridurre le calorie consuetudinarie introdotte dall'obeso; oltre ad una decurtazione assoluta, ovvero alla restrizione energetica rispetto ai cibi **ABITUDINALMENTE** consumati (normalmente in eccesso), questo schema necessita un'ulteriore moderazione delle calorie totali. La dieta per l'obesità è quindi una IPO calorica. In breve, supponendo che il soggetto consumi circa 3000 kcal/die, se per mantenere il peso basterebbero 2500kcal/die, la relativa dieta per l'obesità apporterebbe circa 1750 kcal/die (ovvero il 70%).

In secondo luogo, la dieta per l'obesità necessita una ripartizione equilibrata dei macronutrienti energetici: carboidrati, proteine e lipidi (oltre all'eventuale eliminazione/moderazione dell'alcol etilico). Spesso l'obeso segue un regime alimentare fortemente sbilanciato, a causa dell'eccesso percentuale di: lipidi (>30-35% dell'energia totale - che forniscono c.a. 9kcal/g) e carboidrati [soprattutto zuccheri raffinati (saccarosio >12-16% dell'energia totale), che forniscono c.a. 3,75kcal/g]. Pertanto, avvalendosi di alcuni dati specifici quali: peso fisiologico desiderabile ed energia totale (con stima IPO calorica), è necessario ripartire: proteine (con coefficiente pro/kg soggettivamente determinabile - forniscono 4kcal/g), lipidi (25% delle calorie totali, con la frazione dei saturi + idrogenati < o = al 10% dell'energia totale) e carboidrati (per l'energia rimanente, dei quali <10-12% deve essere rappresentato da zuccheri semplici). Facendo un esempio: soggetto obeso con stima del peso fisiologico desiderabile pari a 75kg, stima del coefficiente pro/kg proteico di 1,2g/kg e valutazione della IPO calorica pari a 1750kcal/die:

Proteine: 1,2 * 75 = 90g, che equivalgono a 360kcal

Lipidi: 25% di 1750kcal = 437,5 kcal, che equivalgono a 48,6g
- Dei quali SATURI: max 10% di 1750kcal = 175kcal, che equivalgono a 19,4kcal

Carboidrati TOTALI: 1750 - (360 + 437,5) = 952,5kcal, che equivalgono a 254g
- Dei quali SEMPLICI: max 12% di 1750kcal = 210kcal, che equivalgono a 56g.

Non meno importante, il ripristino delle razioni raccomandate giornaliere; strutturando la dieta per l'obesità non è possibile prescindere dai vari apporti di: acqua totale, fibra alimentare e prebiotici, vitamine (con particolare attenzione a tiamina, riboflavina, niacina, retinolo equivalenti, acido ascorbico e, a volte, acido folico), sali minerali (con particolare attenzione a sodio, calcio, ferro e, a volte, potassio e magnesio), colesterolo (meglio se < 200mg/die e MAI > a 300mg/die) e possibilmente anche altre molecole nutrizionali UTILI (polifenoli, lecitine, fitosteroli ecc.). NB. Le razioni raccomandate variano in base a: età, sesso, condizioni fisiologiche speciali, condizioni patologiche ed attività sportiva.

La ripartizione dei pasti nella dieta per l'obesità è un argomento piuttosto controverso; alcuni professionisti utilizzano sempre una scomposizione dell'energia in 5 pasti giornalieri, caratterizzati dal 15% dell'energia a colazione, il 5% nei 2 spuntini (mattina e pomeriggio), il 40% a pranzo e il 35% a cena. Questa ripartizione dipenda principalmente dalle abitudini del soggetto che, d'altro canto, debbano sottostare **ESCLUSIVAMENTE** alla moderazione del pasto serale; a parer mio, trovo interessante l'applicazione della dieta per l'obesità con la seguente ripartizione dei pasti: 15% a colazione, 10% nei 2 spuntini (mattina e pomeriggio), 35% a pranzo e 30% a cena. Inoltre, l'eliminazione del junk-food costituisce **SEMPRE** una tappa essenziale della dieta per l'obesità; parlando a nome dell'intera categoria, affermo che sia indispensabile una restrizione tanto immediata quanto ferrea.

Incremento del dispendio energetico. Attraverso l'attività fisica.
Oltre alla necessità di moderare (farmacologicamente) le eventuali complicanze dell'obesità (diabete, ipercolesterolemia, ipertensione ecc.), a volte, la buona riuscita della dieta dipende dalla cura di altri disturbi correlati all'eccessivo accumulo adiposo. Si tratta per lo più di alterazioni ormonali tra le quali le più frequenti sono IPO- tiroidismo non compensato e modificazioni dell'azione insulinica (non solo in presenza di diabete, ma anche per alcuni disturbi più ambigui come l'ovaio policistico). Ovviamente, in tal caso si richiede l'intervento medico-specialistico da integrare alla dieta per l'obesità.

ATTIVITÀ FISICA E SPORT

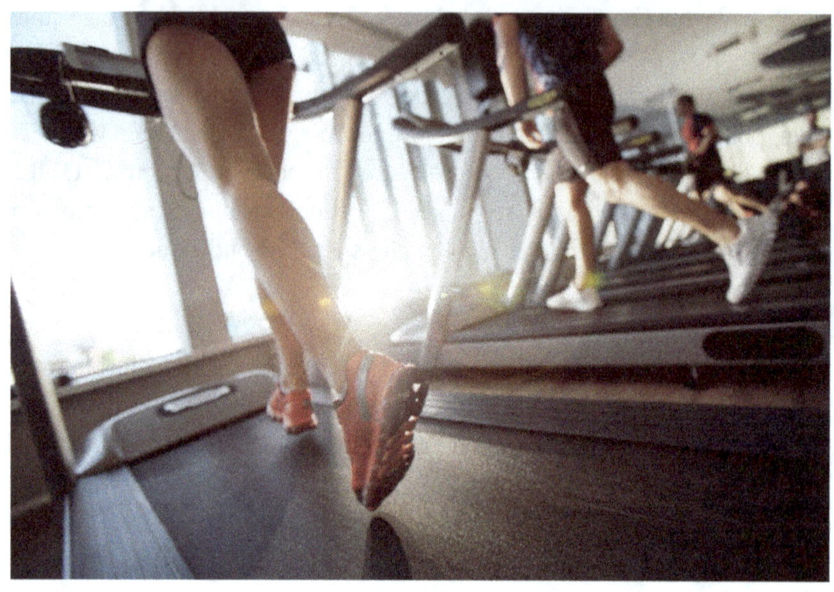

La medicina riconosce senza ombra di dubbio che l'attività fisica svolge un ruolo importante nel garantire una buona salute. Questo dipende sostanzialmente dal fatto che una vita fisicamente attiva induce modificazioni e adattamenti organici che risultano positivi dal punto di vista della funzionalità d'organi ed apparati.

Un altro aspetto importante è che questi adattamenti sono relativamente stabili nel tempo; *pertanto, i benefici di una vita fisicamente attiva si manifestano abbastanza in là negli anni, questo vale per l'efficienza dell'apparato cardiovascolare e muscolare.*

Il 9% circa della popolazione italiana è afflitto da obesità, un terzo è in sovrappeso, oltre il 20% fuma. Obesità, sovrappeso e fumo sono fattori di rischio che possono essere rimossi adottando corretti stili di vita e portando, di conseguenza, ad una riduzione significativa dell'incidenza di patologie tra le più diffuse e gravi.

Prevenire significa porre in atto tutta una serie di azioni finalizzate a eliminare o a ridurre al minimo il verificarsi di situazioni dannose, o comunque pericolose sia per le persone, che per gli animali e le cose.

In campo sanitario, con prevenzione si intende l'insieme delle azioni volte al mantenimento o al miglioramento dello stato di salute, quindi volte ad anticipare l'insorgere di un determinato tipo di patologia, o a curarne gli effetti, o a limitarne i danni. Esistono infatti tre livelli di prevenzione:

- *Primaria:* evita o contrasta l'insorgere di una patologia
- *Secondaria:* è legata alla diagnosi precoce di una patologia nascente
- *Terziaria:* cura e riduce i "danni" prodotti da una patologia, limitando le complicazioni.

Esempi di prevenzione ai vari livelli:

Prevenzione primaria: svolgere una sana e regolare attività fisica, abbinata a un'alimentazione equilibrata sia dal punto di vista qualitativo che quantitativo.

Prevenzione secondaria: cominciare a praticare attività fisica e ad avere un corretto regime alimentare, perché il peso corporeo è ormai troppo alto e si fa fatica a salire una rampa di scale o ad allacciarsi le scarpe.

Prevenzione terziaria: praticare attività fisica perché prescritta dal medico, che ha riscontrato, ad esempio, un'ipertensione arteriosa. Quindi movimento come terapia "riabilitativa" e preventiva contro eventuali recidive.

Innumerevoli studi hanno dimostrato quanto l'esercizio fisico sia importante per il benessere del corpo e della mente. Dell'importanza del movimento ci si è accorti in questi ultimi decenni, durante i quali il trend delle "cattive abitudini alimentari e sociali" conseguenza del "benessere" moderno ha portato progressivamente ad una vera e propria pandemia.

Prevenzione salute esempi banali sono: l'utilizzo indiscriminato dell'automobile anche per fare poche decine di metri, il telecomando, l'ascensore, la console ed i loro videogiochi, i fast-food etc. Come conseguenza di tutto questo, la qualità della vita, apparentemente migliorata, è in realtà peggiorata.

Ma quali sono i benefici che l'attività fisica regolare può produrre?

Tra i tanti, eccone alcuni tra i più rilevanti:

A livello cardiovascolare:

- migliora la funzionalità cardiaca: aumentano le cavità (atri e ventricoli), le pareti diventano più spesse e forti, quindi il cuore pompa più sangue ad ogni contrazione
- si riducono le resistenze dei vasi a livello periferico, con miglioramenti importanti sulla pressione sia diastolica che sistolica
- migliora lo scambio, il trasporto e l'utilizzo dell'ossigeno
- aiuta a prevenire patologie cardiovascolari, quali l'ipertensione arteriosa, l'ictus, la malattia coronarica, le cardiomiopatie.

A livello muscoloscheletrico

- migliora la forza, il trofismo muscolare e la flessibilità
- migliora la coordinazione, l'equilibrio e si riduce il rischio di cadute
- migliora la percezione del sé
- ritarda l'insorgenza dell'osteoporosi e ne rallenta l'avanzamento.

A livello del metabolismo e della composizione corporea

- aumenta la massa muscolare, parte metabolicamente attiva, e di conseguenza anche il dispendio energetico nelle 24 ore
- se combinata con una corretta alimentazione, l'attività fisica intacca le riserve adipose riducendole
- previene patologie metaboliche, quali il diabete mellito e la sindrome metabolica.

A livello psicologico

- l'esercizio fisico garantisce benefici a livello emotivo, incrementando l'energia e rafforzando la prospettiva ottimistica della vita e l'immagine positiva di sé
- riduce i livelli di stress e di tensioni nervose
- favorisce e potenzia il riposo notturno.

Quindi, per potenziare la propria salute, quale modo migliore di praticare attività fisica con regolarità e apportare radicali e duraturi cambiamenti al proprio stile di vita?

A vederlo sembrerebbe un panorama idilliaco, in cui tutto è facile e lineare, ma non lo è. Infatti, se praticata con i dovuti modi, e magari sotto la guida di un professionista del movimento, l'attività fisica può essere considerata un investimento sul presente e sul futuro, a prescindere dall'età.

È ovvio che prima si comincia, meglio è.

Allo stesso tempo, se praticata in maniera discontinua, disordinata o in eccesso, potrebbe essere fonte di infortuni. C'è da dire anche che l'allenamento fatto con tutti i criteri e sotto la visione di un allenatore personale non ci mette al riparo dagli infortuni, ma sicuramente ci espone in maniera più limitata a tali evenienze, tanto che se dovessimo porre su una bilancia benefici e rischi dell'attività fisica, l'ago penderebbe in maniera netta dalla parte dei primi.

ATTIVITÀ AEROBICA

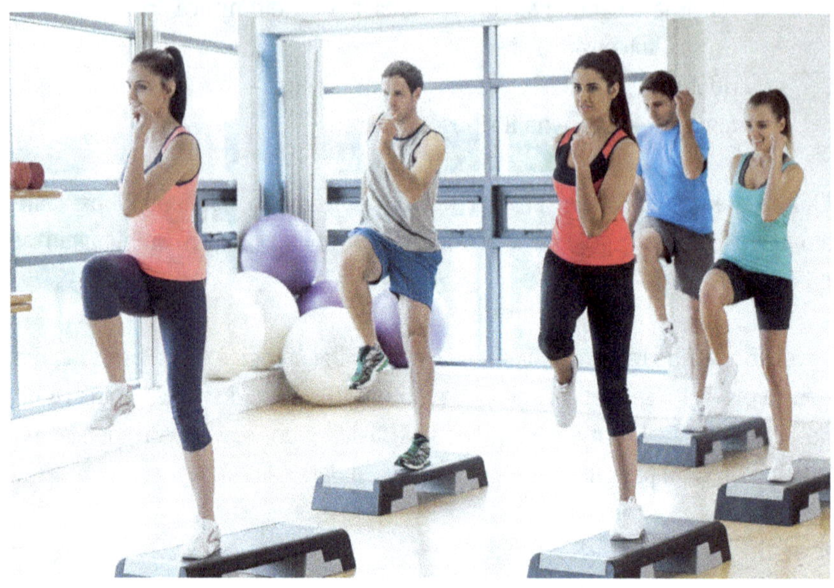

Nelle scienze motorie, un esercizio aerobico è una attività ginnico-condizionale in cui l'ossigeno diventa parte determinante del processo di sintesi dell'ATP.

Fisiologicamente, un esercizio aerobico diventa tale quando le scorte di glicogeno muscolare non sono più sufficienti a consentire la ri-trasformazione dell'acido piruvico in ATP. Per questo motivo, un esercizio comincia ad essere aerobico solo quando lo sforzo è prolungato per più di 3-4 minuti; un esercizio totalmente aerobico è uno sforzo prolungato per più di venti minuti circa.

A livello di consumo energetico, un esercizio aerobico è certamente meno efficace ma sicuramente più efficiente di un esercizio anaerobico. L'aerobica per definizione è detta di resistenza (o endurance): capacità da parte dell'organismo di svolgere un esercizio muscolare generalizzato, in condizioni aerobiche, il più a lungo possibile.

Il carburante energetico impiegato per compiere l'allenamento sono i glucidi e lipidi mediante processi biochimici che sfruttano l'ossigeno. Occorre specificare, a scanso di equivoci, che nel mondo scientifico resistance training (allenamento di resistenza) è un termine in genere applicato all'allenamento anaerobico di resistenza con i pesi (denominato anche weight training o strenght training), e dove "allenamento di resistenza" si riferisce ad un esercizio che utilizza delle resistenze o dei sovraccarichi. L'esercizio aerobico invece, in termini scientifici, viene denominato comunemente endurance o aerobic training, cioè allenamento di durata o aerobico, sebbene "endurance" possa essere tradotto anche come "di resistenza", dove appunto resistenza o durata si riferiscono invece all'esecuzione dell'esercizio per un tempo protratto, contrariamente agli sforzi anaerobici.

Nell'ambito fitness, l'allenamento aerobico può essere definito come cardiofitness. Sport che coinvolgono un tipo di metabolismo aerobico sono tutti quelli a sforzo prolungato, ad esempio ciclismo, podismo, sci di fondo, triathlon. I principali fattori che intervengono nel miglioramento dell'allenamento aerobico (endurance) sono i seguenti:

- adattamento dell'apparato cardiocircolatorio e respiratorio
- adattamento del sistema di trasporto di O2 (ossigeno)
- aumento della capillarizzazione muscolare (irrorazione sanguigna)
- adattamento enzimatico e mitocondriale dei muscoli scheletrici
- aumento e rendimento meccanico (capacità di coordinare con più naturalezza e meno fatica i movimenti).

Gli obiettivi su cui basare un sistema di allenamento aerobico sicuro ed efficace si basa sui seguenti principi fondamentali, che sono anche le basi per ottenere un generale stato di benessere fisico:

- **frequenza:** quante volte viene eseguito l'allenamento;
- **durata:** tempo dedicato all'allenamento;
- **intensità:** con quale grado di forza, energia, difficoltà.

Il corpo risponde aumentando la sua capacità di resistere allo sforzo, adattandosi all'aumento della domanda fisiologica (resistenza alla sete, alla fatica, allo stress dello sforzo, ecc). Ciò crea un effetto allenante (che non deve mai manifestare sensazioni di bruciore; si entra altrimenti nella soglia di produzione eccessiva di acido lattico, che determina la stimolazione di una continua contrazione muscolare, con il conseguente ritardo dell'effetto allenante. Si rischia di rovinare tutto il lavoro raggiunto, poiché a questo punto si possono certamente creare dei microtraumi alle fibre muscolari, causando, all'estremo, degli strappi).

Vi sono altri fattori che intervengono nel corso di questo tipo di allenamento: ad esempio l'età, il sesso, l'alimentazione, il fumo, il caldo, il freddo.

Per un soggetto che fuma il parametro della carbossiemoglobina varia mediamente da 0,3% a 5,6% (sul consumo di un pacchetto al giorno); questo fattore a lungo andare influenza radicalmente le capacità aerobiche. Sono importanti anche la respirazione (come si respira e dove si respira), la temperatura e la posizione del corpo (spazi aperti, chiusi), l'alimentazione, il metabolismo muscolare (quanta energia consumano i muscoli in media, per la sopravvivenza) ed i fattori ereditari.

Non vi è un'età limite per l'allenamento aerobico poiché esso riduce il degradamento naturale della funzionalità dei vari apparati, che invece la sedentarietà favorisce.

La scelta della ginnastica aerobica da parte del praticante, come lavoro di tipo cardio-vascolare, dipende da due motivi principali:

- non richiede di raggiungere impianti specifici all'aria aperta (es. stadi di atletica leggera, piste di sci, piscine, percorsi ciclabili, ecc.);

- l'esecuzione del gesto motorio non deve necessariamente essere ciclico e ripetitivo (es. il passo nella corsa, la pedalata nel ciclismo ecc.), spingendo di meno il praticante ad annoiarsi, distrarsi e rinunciare così ad allenarsi.

In Italia su 14.700.000 italiani che praticano attività sportiva di tipo continuativo e saltuario, la pratica sportiva più diffusa dopo il calcio è la frequenza ai centri fitness con circa 2 milioni e quattrocento mila praticanti.

Attrezzi come lo step, la bike, slide o lezioni di aerobica latino-americana, afro- aerobic, combi e cardio-funk, sono ormai pratiche consolidate per i clienti di un centro fitness.

ATTIVITÀ ANAEROBICA

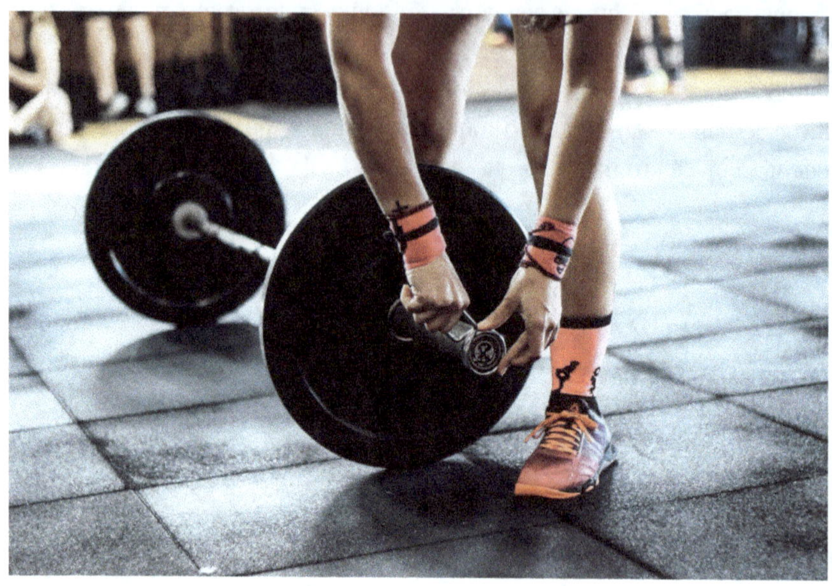

Nelle scienze motorie, un esercizio ginnico-condizionale viene definito anaerobico quando la sintesi dell'ATP avviene in assenza di ossigeno. Fisiologicamente, un esercizio anaerobico rimane tale fino a quando le scorte di glicogeno muscolare sono sufficienti a consentire la ri-trasformazione dell'acido piruvico in ATP.

A livello energetico, un esercizio anaerobico è certamente meno efficiente ma sicuramente più efficace di un esercizio aerobico.

La ginnastica anaerobica nasce nell'antica Roma dai lottatori ed i più forti gladiatori che si allenavano con i pesi per aumentare la forza muscolare. Oggi questo tipo di ginnastica è praticata nella cultura fisica e nel body building. Si può definire come: attività atletica ad alto carico di sforzo e ad alta intensità che consuma più ossigeno di quanto ne solleciti l'assunzione. Poiché pone l'organismo in debito di ossigeno, la sua durata non può essere molto prolungata.

Sviluppa soprattutto un'eccellente condizione di forza muscolare. La cultura fisica è la tipica attività anaerobica. Solitamente si consiglia nei casi di aumento della forza e trofia muscolare. Esse si distinguono in:

- **attività anaerobiche lattacide:** attività nella quali viene utilizzato come substrato energetico il glicogeno muscolare senza l'ossigeno. Vi è in questo modo un accumulo di acido lattico (breve curiosità: l'acido lattico NON è responsabile dei dolori muscolari avvertiti nei giorni successivi l'allenamento; esso infatti viene smaltito poche ore dopo l'attività motoria.si tratta invece di un processo chiamato "sfibramento muscolare"). Le attività anaerobiche lattacide hanno una durata che varia da 30 secondi a pochi minuti circa con espressione di forza massimale o sub massimale,

- **attività anaerobiche alattacide:** attività nella quali viene utilizzato come substrato energetico la "fosfocreatina", senza accumulo di acido lattico. Hanno una durata di pochi secondi.

Vantaggi: aumento massa muscolare ed irrobustimento muscolatura in genere, adattamenti metabolici, aumento della forza.

DIFFERENZA TRA AEROBICO E ANAEROBICO

I termini aerobico o anaerobico determinano diversi modi relativi alla generazione di energia nei muscoli durante l'allenamento.

-Aerobico indica -in presenza di ossigeno-
In poche parole l'energia è prodotta aerobicamente fino a quando è sufficiente l'ossigeno fornito ai muscoli durante l'esercizio, attraverso il sistema cardiovascolare. Più siete allenati aerobicamente, maggiori sono le capacità di trasportare ossigeno.

Detto questo, i nostri muscoli scheletrici continuano a produrre energia anche quando il sistema cardiovascolare non è in grado di fornire abbastanza ossigeno ai muscoli, di conseguenza questi generano energia anaerobicamente, cioè senza ossigeno.

- **Metabolismo anaerobico** - periodi molto brevi da 0-20", non c'è produzione di acido lattico.

- **Metabolismo anaerobico lattacido** - tempi medio brevi, da 20"-2'30" c'è produzione di acido lattico.

- **Metabolismo aerobico** - tempi lunghi da 2'30" in poi, ma raggiunge il massimo utilizzo dopo i 20".

Il sistema anaerobico fornisce la maggior parte dell'energia indispensabile per gli allenamenti di forza. Durante il riposo, ma anche durante sforzi moderati, i vostri muscoli lavorano in modo aerobico, perché consumano in prevalenza ossigeno.

Nella fascia compresa tra il 50% e l'85% della capacità massima, il lavoro si trasforma progressivamente in anaerobico, dal momento che i muscoli non riescono ad utilizzare abbastanza ossigeno.

Il sistema anaerobico lattacido consuma glucosio, uno zucchero semplice derivato dai carboidrati più complessi e produce acido lattico, una sostanza tossica che causa sensazione di bruciore nei muscoli e che porta ad un veloce affaticamento. Anche il sistema aerobico usa glucosio, ma durante il processo di ossidazione brucia anche grasso.

Il grasso immagazzinato nel corpo viene espulso nel flusso sanguigno e trasferito ai muscoli, dove in presenza di ossigeno viene bruciato aerobicamente assieme al glucosio per produrre energia. Il grasso può essere bruciato solo aerobicamente ma la cosa più importante è che i prodotti di scarto del sistema (biossido di carbonio e acqua) non conducono all'affaticamento muscolare. Quindi se ridurre il grasso corporeo è lo scopo del vostro allenamento avete bisogno di allenarvi aerobica mente allo scopo bruciare una grande quantità di calorie. Se andate nella fase anaerobica, la formazione di acido lattico vi condurrà ad un graduale affaticamento, quindi ad interrompere, in caso, l'allenamento.

Ma come riconoscere la soglia anaerobica, cioè quando il sistema si sposta da aerobico a marcatamente anaerobico?

La mancanza di fiato è un segnale di un'inadeguata ossigenazione dei muscoli, così come l'iperventilazione. La sensazione di bruciore muscolare causata dall'acido lattico è un altro segnale. Anche un veloce affaticamento tale da non permettervi di continuare l'attività è un sintomo.

Concludendo, possiamo dire che ogni attività aerobica come: correre, nuotare, camminare, andare in bicicletta, può anche essere eseguita ad un ritmo anaerobico.

Da studi recenti si è comunque notato che la migliore condizione la troviamo in un allenamento detto Intervall Training.

Quando aumentiamo l'intensità dell'esercizio e poi la diminuiamo per poi riportarla in soglia aerobica e ripetendo il ciclo più volte. Porterà un alto livello di forma cardiovascolare ma non dimenticate di protrarre l'esercizio per almeno 20/30 min.

STRUTTURA FISICA

Meso-ectomorfo.

In questo gruppo troviamo persone con caratteristiche sia del meso che dell'ectomorfo. La tendenza è verso il longilineo ectomorfo, con la parte superiore del corpo più robusta e forte e gli arti inferiori esili. Con questi clienti la parte più difficile del lavoro consisterà nell'ottenere uno sviluppo armonioso degli arti inferiori rispetto al tronco.

Meso-endomorfo.

Struttura fisica intermedia tra meso ed endomorfo, hanno una buona struttura equilibrata e muscolosa, gambe potenti e fianchi arrotondati. Il problema principale di questi soggetti è la tendenza ad accumulare grasso, soprattutto nella regione dell'addome.

Il soggetto mesomorfo non avrà tendenzialmente problemi a svolgere qualsiasi tipo di programma, sia basato sul volume che sull'intensità. Il biotipo ectomorfo, per quanto riguarda lo sviluppo della massa muscolare, otterrà generalmente buoni risultati dall'allenamento d'intensità, meno da quello di volume. Il suo più grande nemico è il cortisolo, che non gli permette di costruire massa muscolare.

<u>Gli allenamenti per la forza devono essere brevi e intensi.</u>

Gli autori specializzati nel body building definiscono questi soggetti "hard gainer", cioè duri a crescere, per la loro difficoltà nell'aumentare la massa muscolare. Il biotipo endomorfo, per quanto riguarda l'allenamento della forza, otterrà più facilmente risultati dal training di volume, meno da quello di intensità.

Naturalmente queste considerazioni, frutto dell'esperienza di diversi autori, non sono regole ferree, ma devono essere adattate ai diversi casi, dopo un'attenta osservazione e valutazione dei risultati da parte dell'istruttore esperto.

ALLENARSI A CASA

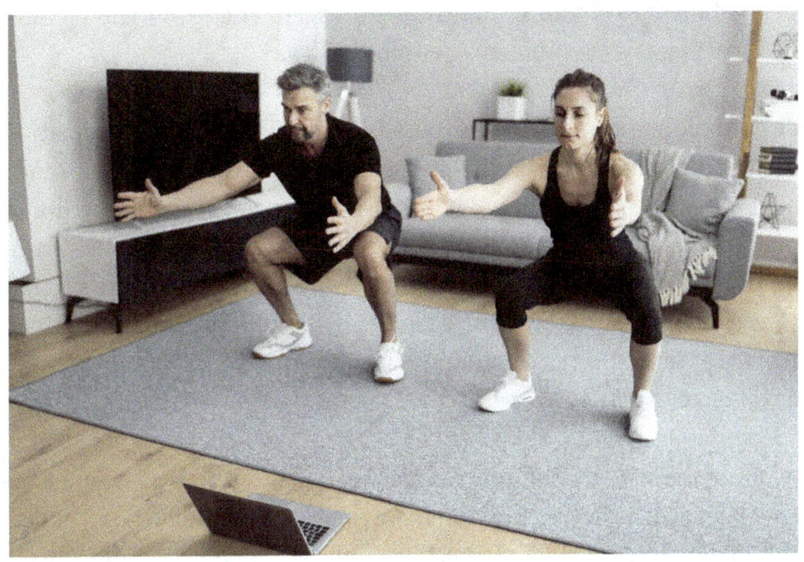

L'home fitness (allenamento praticato tra le mura domestiche) offre indubbiamente numerosi vantaggi in grado di contrastare gli oneri di una vita frenetica che spesso ci sottrae tempo ed energie da dedicare alla cura ed al benessere del nostro corpo. Allenarsi tra le mura domestiche significa:

- avere a disposizione un luogo famigliare, discreto e riservato dove svolgere i propri allenamenti in piena tranquillità
- usufruire delle comodità che offre il proprio domicilio (musica, televisione)
- evitare i problemi di sovraffollamento di cui soffrono molti centri fitness
- risparmiare tempo e stress, evitando di doversi spostare continuamente
- ottimizzare il tempo a disposizione, per esempio durante il riposo tra un esercizio e l'altro è possibile svolgere piccole faccende domestiche
- trarre guadagno, nel lungo periodo, dal risparmio sui costi di abbonamento al proprio centro fitness.

Accanto ai numerosi vantaggi che offre l'allenamento tra le mura domestiche vi sono altrettanti buoni motivi per continuare a frequentare i centri fitness. Si tratta in molti casi di aspetti soggettivi che possono non rappresentare un problema per molti di noi.

Per esempio nei centri fitness è possibile socializzare con altre persone e godere dei numerosi servizi che vengono proposti (massaggi, saune, bagni turchi, corsi collettivi). I centri fitness dispongono inoltre di un'ampia gamma di attrezzature difficilmente riproponibili a domicilio per ovvie esigenze di spazio. Se si vuole usufruire di attrezzature professionali i costi di realizzazione della propria palestra privata diventano in molti casi proibitivi ed in questo caso, diventa più conveniente pagare l'abbonamento al centro fitness.

Un altro problema da non sottovalutare è la mancanza delle competenze tecniche necessarie per programmare i propri allenamenti e renderli efficaci. In questi casi è sicuramente utile avvalersi della consulenza qualificata di un personal trainer. In ogni caso la scelta migliore rimane quella di associare le due cose, alternando gli allenamenti in palestra a quelli tra le mura domestiche a seconda della propria disponibilità di tempo e delle motivazioni.

Alcuni consigli sono questi:

- porsi degli obbiettivi realistici da raggiungere, senza strafare,
- la gradualità dello sforzo è obbligatorio,
- mantenetevi ben idratati: bere sia prima che durante e dopo l'esercizio
- alzatevi lentamente dopo aver eseguito esercizi a terra in modo da evitare la cosiddetta ipotensione ortostatica, ovvero quel brusco calo di pressione responsabile di capogiri e svenimenti quando ci si alza dalla posizione sdraiata (clinostatica) o seduta,
- interrompere immediatamente l'esercizio e consultare un medico in caso di: capogiri, dolori articolari, irregolarità cardiache, pesante senso di affanno o oppressione.

CONSIGLI PER CHI NON VUOLE, (O NON PUO') ANDARE IN PALESTRA

Un fisico ha bisogno di venir allenato SEMPRE... Non 2 - 3 volte l'anno e l'allenamento deve cambiare altrimenti anche i nostri muscoli si abituano: anche se all'inizio avete visto qualche risultato, con il tempo il tutto si stabilizzerà.

- **PEDALARE:** e qui è necessario acquistare una cyclette (non è meglio andare a fare un paio d'ore di spinning in palestra?) consiglio di pedalare almeno 20 - 30 minuti al dì... per chi non ha mai visto una cyclette cominciate con 10 minuti e poi con il tempo aumentare progressivamente.

- **SALTATE LA CORDA:** con una spesa irrisoria potete fare tanto. Questa attività può farvi bruciare fino 700 calorie all'ora. Attenzione si tratta di movimenti che sono piuttosto difficili da apprendere e per ottenere dei risultati dovrete lavorare per migliorare la resistenza. Iniziate saltando lentamente per 30 secondi poi correte sul posto per altri 30. Aggiungete 15 secondi di salto con la corda alla volta fino a pater continuare per almeno 10 minuti di seguito.

- **FATE LE SCALE SEMPRE:** anche se abitate al 90esimo piano... correte, salite e scendete... oppure se abitate al primo piano fate su e giù su uno step o un gradino.

- **FATE DEI CIRCUITI:** esempio saltate un po' alla corda e poi fate qualche esercizio per l'addome e poi saltate ancora e ripetete per 2 - 3 volte, oppure andate in cyclette e poi fate qualche piegamento sulle braccia e poi saltate a corda, qui avete la possibilità di mantenere alto il battito cardiaco e fare qualche esercizio a corpo libero.

- **AUMENTATE PROGRESSIVAMENTE L'INTENSITÀ** e fate in modo che il tempo passi più in fretta ascoltando la musica che più vi piace.

- **CREATEVI UNA VOSTRA SCHEDA PERSONALE:** se proprio non volete iscrivervi in palestra andate qualche volta in piscina, nuotate per un pò, il giorno dopo fatevi una lunga camminata a ritmo costante senza fermarvi per almeno 30 minuti e poi il giorno dopo ritornate alla vostra cyclette.

- **GIOCATE A PALLA:** palleggiate, piegatevi sulle ginocchia, portate la palla sopra la testa, flettetevi a destra e poi a sinistra, volerà il tempo e vedrete che coordinazione.

- **SALTATE:** dentro il cerchio e fuori, lateralmente, avanti e indietro.

- **CAMMINARE SEMPRE:** cercate quando potete di abbandonare la macchina e fare qualche passo a piedi, almeno 30 minuti tutti i giorni.

- **FATE GIARDINAGGIO:** zappettare, stare in ginocchio, scavare, queste attività possono far bruciare fino 400 calorie all'ora.

Per un programma da fare con i pesi a casa, un soggetto che non è mai stato in palestra, consiglio vivamente di non farlo mai, quello che può sembrare un esercizio facile da vedere in realtà deve essere sempre controllato e poi potrebbe non essere adatto a tutte le tipologie di fisico per un programma personalizzato dovete andare da un personal trainer.

A che ora allenarsi?

Prima bisogna parlare brevemente della cronobiologia la quale ha dimostrato che tutte le funzioni umane (produzione degli ormoni, cambiamenti della temperatura, umore ecc), hanno un andamento ritmico.

Tali ritmi prendono diversi nomi, ma quelli che più ci interessano in ambito sportivo sono quelli CIRCADIANI O GIORNALIERI che hanno una durata in media di 24 ore. Andiamo ad analizzare quali sono i ritmi circadiani dei più importanti ormoni che influenzano l'allenamento.

Il **GH** presenta tre picchi significativi durante la giornata:

- i due più alti si verificano nella prima e nella quarta ora successiva all'addormentamento
- il terzo, meno influente, si sviluppa nel primo mattino.

Il **testosterone** presenta due picchi:

- uno tra le 06.00 e le 07.00
- il secondo intorno alle 17.30

Il **cortisolo** presenta il suo picco massimo fra le 07.00 e le 08.00 del mattino. Quindi, alla domanda ***"A che ora bisogna allenarsi per avere il massimo dei benefici?"***

Possiamo rispondere: se si vuole dimagrire una seduta aerobica mattutina sfrutterà il picco di GH e i massimi livelli di cortisolo, in quanto è dimostrato che i due ormoni suddetti hanno effetto lipolitico (dimagrante).

Inoltre studi hanno dimostrato che se l'attività aerobica viene fatta a stomaco vuoto, il picco di GH sarà ancora più potente a causa della ipoglicemia che lo eleverà. Infatti, si presume che l'ultimo pasto sia stato fatto la sera precedente, quindi il digiuno notturno ridurrà drasticamente le scorte di glicogeno (la forma sotto la quale l'uomo immagazzina i carboidrati), quindi l'energia persa durante l'attività aerobica sarà direttamente a discapito dei grassi.

Se invece bisogna aumentare il volume muscolare l'allenamento va fato nel primo pomeriggio in quanto si sarà appoggiati dal picco di testosterone (ormone responsabile della crescita muscolare).Inoltre, nel tardo pomeriggio, possiamo sfruttare il picco dell'adrenalina (ormone che aumenta l'energia e la carica durante l'allenamento).

E' ovvio che un allenamento in questi orari darà il massimo dei benefici, ma se non potete rispettarli, non vi preoccupate. Meglio allenarsi fuori orario che non farlo proprio.

ALIMENTAZIONE E ATTIVITA' FISICA

Nello sport e nell'attività fisica in genere, l'alimentazione svolge un ruolo fondamentale; prima di cimentarsi in una sessione di allenamento, ad esempio in palestra, è necessario che l'organismo sia messo in condizioni di:

- sopportare al meglio lo stimolo allenante più intenso possibile
- recuperare in fretta tra una serie e l'altra
- protrarre la performance per il tempo necessario
- mantenere la glicemia costante per il corretto funzionamento cerebrale
- non raggiungere mai livelli di depauperamento energetico ed idro-salino tali da richiedere un recupero muscolare eccessivamente lungo tra una sessione e l'altra.

L'alimentazione prima dell'allenamento in palestra ha quindi la funzione di creare tutti i presupposti necessari al raggiungimento della prestazione ricercata; inoltre, al contrario di quanto si possa pensare, è anche implicata (seppur NON direttamente) nel potenziale di recupero post-allenamento. In parole povere, l'alimentazione è una componente essenziale che incide pesantemente sull'efficacia dello stimolo allenante.Per facilitare la comprensione di "cosa e quanto" mangiare prima dell'allenamento, suddivideremo i principi nutritivi dell'alimentazione in due categorie:

- nutrienti da garantire attraverso l'alimentazione giornaliera
- nutrienti da garantire attraverso l'alimentazione prima dell'allenamento in palestra.

NB. Introdurre alcuni alimenti negli altri pasti della giornata piuttosto che prima dell'allenamento NON significa che non siano fondamentali al soggetto che si allena, tutt'altro! Purtroppo, l'alimentazione dello sportivo deve anche tenere in considerazione i tempi di digestione e metabolizzazione, l'ipersensibilità (eventuale), la soggettività, l'orario dell'allenamento ecc., pertanto, non è sempre possibile "caricare" significativamente il pasto antecedente l'allenamento.

ALIMENTAZIONE PRE-ALLENAMENTO

L'alimentazione prima dell'allenamento in palestra deve essere fondamentalmente energetica perché, come già illustrato, le molecole utili al mantenimento omeostatico ed al recupero fisico post-esercizio vengono distribuite più o meno equamente nell'arco della giornata (salvo necessità di altro genere come il calo ponderale); lo stesso non si può dire per gli atleti di fondo e mezzofondo, i quali necessiterebbero un pasto post-esercizio differente (molto più energetico) di quello consigliato dopo l'allenamento con i pesi (contenente una maggiore razione proteica).

Partendo dal presupposto che quando si lavora con delle persone e non con dei numeri, tutte le raccomandazioni subordinano alla compliance (o tollerabilità) individuale, in linea di massima è possibile definire che, il pasto prima dell'allenamento in palestra deve possedere caratteristiche di:

- elevata digeribilità
- elevata densità energetica (mai inferiore alle 250-300kcal)
- prevalenza glucidica, possibilmente derivante da alimenti (e non integratori come le malto destrine o il vitargo) caratterizzati da un medio o meglio basso indice glicemico.

Inoltre, dovrebbe essere consumato ad una distanza temporale dall'allenamento che ne consenta sia la digestione che (eventualmente) la parziale metabolizzazione (fruttosio). Gli alimenti a prevalenza glucidica sono soprattutto miele, cereali e derivati (frumento, orzo, segale, farro e miglio, quindi pasta, pane, gallette, polenta ecc.), patate, castagne, frutta (quasi tutta, ad eccezione dell'avocado o del cocco) e qualche ortaggio. La scelta tra l'uno o l'altro alimento dipende da: presenza di altri ingredienti (olio da condimento, tonno, salumi, formaggi magri ecc.), porzioni alimentari e fibra contenuta. La presenza di grassi e proteine contenuti in altri alimenti abbassa significativamente l'indice glicemico del pasto a causa del rallentamento digestivo; pertanto, un pasto misto non può essere consumato meno di 2:30-3:00h prima della sessione; lo stesso vale per le porzioni alimentari, ovvero, maggiore è la quantità del cibo, tanto più lungo sarà il tempo di digestione. In merito alla fibra alimentare, può essere utilizzata (ad esempio inserendo ortaggi in un panino) per rallentare l'assorbimento degli zuccheri e prolungarne i tempi di assorbimento nell'eventualità che non si disponga di cibi a medio o basso indice glicemico; è opportuno ricordare che: esagerando con l'apporto di fibra alimentare si potrebbero dilatare eccessivamente i tempi di attesa prima della sessione.

In breve, l'alimentazione prima dell'allenamento in palestra deve innanzitutto garantire un sostegno energetico per:

- risparmiare il glicogeno di riserva
- mantenere buoni livelli glicemici fino all'inizio della seduta.

Ne deriva che la scelta alimentare deve prediligere soprattutto i cibi a buona densità energetica ma a medio o basso indice glicemico, in modo da non provocare un picco insulinico eccessivo che ridurrebbe velocemente la glicemia ed inciderebbe negativamente sullo stato di concentrazione mentale all'inizio dell'allenamento. E' possibile consumare alcuni frutti (mela, pera, arancio ecc.), che oltre ad essere facilmente digeribili, possiedono un indice glicemico sufficientemente basso, magari associandoli ad una piccola porzione di riso basmati, o a pasta integrale o ad un panino con peperoni grigliati o ad un altro frutto ad alto indice glicemico (banana matura) o a qualche galletta di mais/riso/frumento con miele/marmellata NON zuccherata ecc.

L'associazione di un frutto poco calorico, ma contenete fibra alimentare, ad un altro alimento caratterizzato da un indice glicemico più elevato, consente di bilanciare l'assorbimento dei glucidi e di mantenere la glicemia abbastanza costante nel tempo (fino a 2:00h circa); lo stesso vale per alcuni ortaggi (carote, patate e peperoni privati della buccia) se accompagnati a del semplice pane bianco. In alternativa, per le persone meno suscettibili, è possibile mangiare fino a 30' prima dell'allenamento; ovviamente, con una tempistica simile sarà indispensabile fare uso di carboidrati semplici (miele, banana, marmellata dolce, ecc.) o semi complessi (pane magro ben cotto) ad elevato indice glicemico, al fine di ridurre drasticamente i tempi di assorbimento senza preoccuparsi del picco insulinico che verrà moderato automaticamente dall'innalzamento delle catecolamine durante l'allenamento.

BENEFICI DELL'ATTIVITA' FISICA SUL DIABETE

L'esercizio fisico, oltre ad abbassare l'iperglicemia attraverso una miglior azione dell'insulina, e a garantire un miglior trasporto di glucosio nella cellula muscolare, apporta anche altri benefici, tra i quali la riduzione degli altri fattori di rischio associati al diabete tipo 2. L'esercizio fisico, soprattutto se di tipo aerobico, è legato ad un miglioramento del profilo lipidico ematico, che può diminuire il rischio di aterosclerosi (molto più frequente nel diabetico) e il tasso di mortalità correlata. L'attività fisica regolare svolge un importante ruolo nel mantenimento e nella perdita di peso. Le nuove linee guida per ottenere un maggior calo ponderale, infatti, raccomandano una quantità di attività fisica aerobica moderata superiore ai 250 minuti a settimana. Come detto precedentemente, l'esercizio aerobico contribuisce ad una maggior insulino-sensibilità e ad un miglioramento del trasporto e dell'utilizzazione del glucosio; inoltre, diminuisce il rischio di patologie cardiovascolari, la rigidità dei vasi, migliora il profilo lipidico ed aiuta a mantenere un giusto peso.

Tuttavia, per le persone sedentarie spesso è difficile aderire ai protocolli delle società scientifiche internazionali che, raccomandano almeno 150 minuti a settimana di attività aerobica moderata. Infatti, spesso, la maggior parte delle persone che otterrebbero vantaggio dall'esercizio aerobico hanno molta difficoltà nell'eseguirlo. Per chi è obeso, chi soffre di artrite, chi è affetto da gravi complicanze del diabete, spesso è difficile anche solo camminare per 20-30 minuti.

Quindi, con il continuo aumento della prevalenza di persone con diabete di tipo 2, si sono cercate forme alternative di attività fisica che potessero produrre gli stessi benefici metabolici del lavoro aerobico. Tra queste forme alternative di attività fisica, l'esercizio contro resistenza è stato riconosciuto come un utile strumento terapeutico per il trattamento di alcune malattie croniche, ed è risultato sicuro ed efficace negli anziani e nelle persone obese.

E' stato osservato che, similmente all'esercizio aerobico, l'allenamento contro resistenza migliora l'insulino-sensibilità, il dispendio energetico giornaliero e la qualità della vita. Inoltre, l'esercizio contro resistenza, aumenta la forza muscolare, la massa magra e la densità minerale ossea. L'ACSM sostiene che l'allenamento contro resistenza debba essere effettuato per almeno 2 giorni a settimana, con un minimo di 8-10 esercizi che coinvolgano i principali gruppi muscolari per 10-15 ripetizioni ciascuno.

L'ADA, tuttavia, rispetto all'ACSM raccomanda che l'allenamento contro resistenza sia eseguito con tutti i principali gruppi muscolari, ma per tre volte a settimana, con una resistenza che dev'essere progressivamente aumentata in maniera tale da permettere lo svolgimento di 8-10 ripetizioni.

La differenza principale tra queste due prescrizioni è l'intensità più elevata consigliata per tutti gli individui dall'ADA, che recepisce gli ultimi studi circa la fattibilità dell'allenamento di resistenza ad alta intensità anche per gli individui più anziani con diabete. Tuttavia, recentemente, studi hanno dimostrato che anche bassi livelli di allenamento contro resistenza (40- 50% RM), in combinazione con un moderato esercizio aerobico, sono risultati sufficienti per migliorare i livelli di HbA1c (emoglobina legata al glucosio), in misura simile all'esercizio contro resistenza ad alta intensità.

In conclusione possiamo affermare che una persona con diabete trae beneficio sia dall'esercizio aerobico che da quello contro resistenza, in quanto entrambi apportano benefici metabolici ed alla qualità della vita. Tuttavia, in presenza di rilievi patologici, si dovranno scegliere attività che non comportino un rischio di peggioramento delle complicanze.

Modalità: quasi tutti gli sport sono consentiti, tuttavia bisogna fare attenzione a quelli in sé già pericolosi o per i quali un'ipoglicemia potrebbe indurre gravi conseguenze. E' consigliabile scegliere attività fisiche a carattere prevalentemente aerobico alattacido. Un altro tassello importante dell'allenamento del diabetico è sicuramente l'allenamento della flessibilità. Tale tipologia di allenamento è spesso raccomandata come mezzo per aumentare il range of motion (ROM) e per ridurre il rischio di lesioni.

Tuttavia, a differenza dell'allenamento aerobico e di resistenza, lo stretching sembra non portare benefici metabolici.

Frequenza: La frequenza dell'attività fisica consigliata varia da 3 a 5 sedute settimanali, evitando periodi di inattività per più di 2 giorni di seguito, in quanto gli effetti positivi sull'insulino-resistenza indotti dall'esercizio fisico hanno durata non superiore alle 48 ore dopo la fine dell'esercizio.

Durata: Sono raccomandati dai 30 ai 60 minuti di attività, a cui vanno aggiunti 5- 10 minuti di riscaldamento e 5-10 minuti di defaticamento.

Intensità: 150 minuti a settimana di attività aerobica moderata (40-60% del VO2max o 50-70% della Fc max) oppure 90 minuti a settimana di attività fisica vigorosa (maggiore del 60% del VO2max o maggiore del 70% della Fc max).

Prima di iniziare un programma di attività fisica occorre che il paziente sia anche al corrente delle precauzioni da adottare prima, durante e dopo l'attività. Il controllo glicemico è l'elemento fondamentale da verificare prima di iniziare, ma anche durante (se l'attività si protrae nel tempo) e dopo l'attività fisica. Le linee guida, infatti, consigliano di evitare di intraprendere l'attività se la glicemia è >250 mg/dl o se è presente chetonuria. Tuttavia, occorre considerare che tali indicazioni non debbono essere considerate come assolute, in quanto la scelta di eseguire o non eseguire l'attività dipende soprattutto dall'attività stesa che si intende eseguire.

Se infatti essa è svolta ad un'intensità elevata sarà controproducente, se invece viene svolta ad un'intensità leggera o moderata potrà risultare utile in quanto contribuirà all'abbassamento dei livelli glicemici. Altre considerazioni importanti per i soggetti diabetici sono quelle di indossare calzature idonee, indumenti traspiranti, e di mantenere una corretta idratazione. Inoltre, è molto importante assumere dei carboidrati semplici se l'attività fisica prevede una durata superiore all'ora. Un'altra considerazione importante da fare riguarda la presenza di complicanze. In quest'ultimo caso, infatti, il protocollo di attività fisica dovrà essere adattato in funzione delle stesse.

Le complicanze alle quali bisogna fare più attenzione nella stesura del programma di attività fisica adattata sono: cardiopatia ischemica, nefropatia diabetica, retinopatia, neuropatia sensitivo-motoria e neuropatia autonomica.

- **Cardiopatia ischemica:** vanno evitate attività fisiche che producono dolore precordiale od un forte incremento della frequenza cardiaca, mentre si raccomanda di praticare attività fisiche di bassa-moderata intensità (40% del Vo2max o 50% della Fc max).
- **Nefropatia diabetica:** sono raccomandati solo esercizi fisici di moderata intensità (marcia, nuoto, bike).
- **Retinopatia diabetica:** vanno evitate attività fisiche che comportano un incremento della pressione arteriosa (come il sollevamento pesi) o che prevedano contatto fisico (come gli sport da combattimento), mentre sono consentite attività fisiche di moderata intensità.
- **Neuropatia sensitivo-motoria:** la pratica regolare dell'esercizio fisico aerobico alattacido può rallentare la progressione della neuropatia periferica, ma per i potenziali effetti traumatici sui piedi sono raccomandati solo esercizi senza carico (bike stazionaria, nuoto).
- **Neuropatia autonomica:** sono consentiti esercizi fisici leggeri, attività aerobiche in idonee condizioni di temperatura, con un'adeguata idratazione.

In conclusione è importante sottolineare che non esistono età o condizione fisica per le quali sia inappropriato un determinato livello di esercizio fisico. Ciò perché l'uomo, così come ogni essere vivente, ha bisogno fisiologicamente di una certa quota di movimento per mantenere le sue funzioni biologiche. Ciò è infatti dimostrato dall'associazione tra i livelli di attività fisica registrati negli ultimi 50 anni e l'incremento delle cosiddette "patologie del benessere". Se infatti quest'ultime hanno prodotto delle migliori condizioni di vita dall'altra parte hanno aumentato i livelli di sedentarietà. Il movimento, quindi, rappresenta un requisito fondamentale per mantenere e/o migliorare lo stato di salute generale.

BENEFICI DELL'ATTIVITA' FISICA SULL' IPERTENSIONE

Una persona che soffre di pressione alta dovrebbe focalizzare la propria attenzione sul raggiungimento dei seguenti obiettivi: riduzione del peso corporeo, alimentazione salutare, riduzione dello stress, moderazione del consumo di alcol, abolizione di droghe e fumo, attività fisica. Dato che lo sport, oltre a ridurre il sovrappeso e lo stress, apporta numerosi benefici all'intero sistema cardiovascolare, tra tutti questi fattori è sicuramente il più importante. L'allenamento, ossia l'utilizzo di programmi strutturati di esercizio atti ad incrementare il livello di fitness, è oggi considerato un efficace metodo di prevenzione e trattamento. Da diversi anni è stato dimostrato che il grado di fitness è inversamente proporzionale ai livelli di pressione arteriosa. Tradotto in altri termini significa che una persona attiva ha un minor rischio di sviluppare l'ipertensione rispetto ad una persona sedentariaTale rischio aumenta già in giovane età se il bambino non viene avviato alla pratica di una regolare attività fisica e controllato nelle scelte dietetiche.

Lo sport, inteso anche come lo svolgimento di attività motorie quotidiane di media intensità (giardinaggio, passeggio, faccende domestiche ecc.), oltre ad avere un'efficacia preventiva ha anche un'importantissima funzione terapeutica. L'utilità dell'attività fisica sulla riduzione pressoria in pazienti con ipertensione lieve/moderata è da tempo oggetto di numerosi studi. Tutte queste ricerche hanno dimostrato che un esercizio fisico regolare (bici, nuoto, jogging, marcia o le loro combinazioni) è in grado di ridurre i livelli di pressione a riposo in maniera significativa.

"Riduzione media della pressione arteriosa indotta da regolare esercizio fisico in pazienti con ipertensione arteriosa lieve o moderata. (Kokkinos PF. et al. Coron Art Dis 2000)"

<u>RIDUZIONE PRESSIONE ARTERIOSA SISTOLICA</u> **8-10 mm Hg**

<u>RIDUZIONE PRESSIONE ARTERIOSA DIASTOLICA</u> **7-8 mmHg**

I dati riportati in tabella, considerati sotto un altro punto di vista, testimoniano come l'esercizio fisico diminuisca di circa il 50% il rischio di danni cardiovascolari e cerebrali da pressione eccessiva.

La ginnastica ha anche un effetto ipotensivo a breve termine. In particolare, dopo aver eseguito un esercizio di tipo aerobico di 30-40 minuti, la pressione rimane più bassa (< 5-8 mmHg) per circa 13 ore.

Gli effetti benefici dell'allenamento sono dovuti a numerosi fattori tra cui i più importanti sono:

- **CAPILARIZZAZIONE:** aumento del numero di capillari a livello muscolare e cardiaco dove lo sviluppo del micro ciclo coronarico allontana il rischio di angina ed infarto.

- **MAGGIOR APPORTO DI SANGUE ED OSSIGENO:** a tutti i tessuti ed in particolare al muscolo cardiaco.

- **RIDUZIONE DELLO STRESS:** sia transitorio che a lungo termine grazie al rilascio di sostanze euforizzanti che intervengono nella regolazione dell'umore (endorfine).

- **RIDUZIONE DELLE RESISTENZE PERIFERICHE:** sia grazie alla riduzione dell'attività di alcuni ormoni e dei loro recettori (catecolamine), sia grazie all'aumento del letto capillare.

- **EFFETTO POSITIVO SUGLI ALTRI FATTORI DI RISCHIO:** l'attività fisica svolge un effetto benefico su altre patologie che spesso si associano o causano l'ipertensione come diabete, dislipidemie ed obesità.

Non esiste in assoluto uno sport ideale per chi soffre di pressione alta. Tuttavia esistono attività fisiche più efficaci di altre ed alcune che in particolari circostanze possono addirittura essere controproducenti.

L'esercizio fisico utile per la prevenzione e la cura dell'ipertensione deve rispettare le seguenti caratteristiche:

AEROBICO o cardiovascolare: deve cioè essere un'attività fisica di durata svolta a media intensità (40-70% del VO2max). Per sapere qual è il livello di impegno fisico si può acquistare un cardiofrequenzimetro o, più semplicemente, mantenere uno sforzo che, seppur impegnativo, consenta di parlare con il compagno di allenamento. Tipici esempi di lavoro cardiovascolare sono la marcia, il jogging, la corsa, il nuoto di resistenza ed il ciclismo.

FREQUENZA DI ALLENAMENTO: per essere veramente efficace l'esercizio fisico va ripetuto per almeno tre volte alla settimana. Il massimo effetto benefico lo si ottiene con 5 sedute settimanali, anche se le differenze, in termine di calo pressorio, non sono significative. In questo caso migliorano invece i benefici sulla riduzione del peso corporeo e sull'efficacia del sistema cardiovascolare.

DURATA: per essere efficace l'attività deve protrarsi per almeno 20-30 minuti, possibilmente senza interruzioni. Anche in questo caso i risultati migliori si ottengono con un impegno superiore (40-50 minuti). Al di sotto dei venti minuti gli effetti positivi calano considerevolmente.

Fino a qualche anno fa le attività a forte componente muscolare venivano controindicate al paziente iperteso. Durante la contrazione muscolare, per effetto stesso dei muscoli, si verifica una parziale occlusione dei vasi sanguigni. Il conseguente aumento delle resistenze periferiche richiede un maggior lavoro di pressione da parte del cuore.

Se durante l'esecuzione si trattiene istintivamente il respiro, la pressione intratoracica aumenta ed il cuore è costretto a contrarsi contro ulteriori resistenze. Di conseguenza la pressione arteriosa sistolica (pressione massima) aumenta bruscamente fino a raggiungere valori di 300 mmHg contro i normali 120 mmHg. Questo brusco innalzamento di pressione è potenzialmente pericoloso per cardiopatici, ipertesi e diabetici.

Gli elevati valori di pressione sistolica raggiunti durante le attività di potenza o durante gli esercizi con carichi pesanti (body building) rendono tali discipline potenzialmente dannose per il soggetto iperteso. L'eccessivo aumento pressorio potrebbe infatti aggravare il danno d'organo. Chi soffre di pressione alta dovrebbe quindi concentrarsi sulla pratica di esercizi ad elevata componente aerobica (marcia, ciclismo, jogging).

Discipline sportive ad impegno misto, che hanno cioè sia una componente anaerobica che aerobica (sci, tennis, calcio ecc.) si collocano a metà fra i due estremi. Per questo motivo non è possibile stabilire con certezza se facciano bene o male. Attualmente le nuove linee guida hanno tuttavia ridato importanza agli esercizi di tonificazione. Questa tipologia di allenamento si è dimostrata molto utile soprattutto se abbinata a un programma cardiovascolare. Un esercizio di tonificazione, è una particolare forma di esercizio, svolta con l'ausilio o meno di sovraccarichi, che richiede un significativo impegno muscolare (ad esempio una serie di piegamenti sulle braccia). Affinché questa tipologia di attività fisica sia utile e priva di rischi:

- numero di ripetizioni per esercizio dev'essere elevato (20-25 o più ripetizioni)
- carichi utilizzati devono essere moderati (40-60% del massimale)
- va curata la corretta tecnica di respirazione, espirando durante la fase attiva del movimento ed espirando durante la fase negativa.

Se l'esercizio fisico rispetta le indicazioni riportate fino a questo momento normalmente non esiste alcuna controindicazione alla sua pratica. L'idoneità alla pratica agonistica viene normalmente attribuita se la pressione a riposo non supera i 140-90 mmHg. Nel caso la pressione sfori per eccesso tali valori, l'atleta viene sottoposto ad ulteriori test, come il monitoraggio della pressione sotto sforzo e a riposo. Dato che molti dei farmaci utilizzati per controllare l'ipertensione rientrano nella lista delle sostanze ad azione dopante, quando il soggetto utilizza tali medicinali non viene normalmente rilasciato il certificato di idoneità.

BENEFICI DELL'ATTIVITA' FISICA SULL' OBESITA'

E' consigliabile sentire il parere di un medico prima di intraprendere un nuovo programma di attività fisica.

Se siete sedentari da molti anni, e non avete praticato regolarmente attività fisica negli ultimi tempi, iniziate un programma di allenamento poco impegnativo ed aumentate gradualmente l'intensità.

Per permettere un ottimale consumo di grassi, scegliete di praticare sport di durata, a medio bassa intensità.

- Evitare attività ad alto impatto come la corsa, che possono sollecitare eccessivamente le articolazioni, preferire sport come il nuoto, il ciclismo, e la marcia. Includere qualche esercizio di stretching per migliorare la propria flessibilità, ma evitare di allungare eccessivamente la muscolatura.

- Evitare di allenarsi durante le ore più calde del giorno, evitare gli ambienti troppo umidi o troppo freddi.

- Camminare su superfici piane con calzature appropriate.

- Sebbene le attività di tipo aerobico siano le più efficaci per dimagrire, qualche esercizio di tonificazione generale vi aiuterà a mantenere inalterata la massa muscolare evitando un eccessivo calo del metabolismo basale.

Interrompere immediatamente l'esercizio e consultare un medico in caso di: *eccessiva sudorazione abbinata a brividi, irregolarità cardiache, pesante senso di affanno o oppressione e capogiri.*

ATTIVITÀ CONSIGLIATE: sport aerobici a basso impatto, come ciclismo, nuoto, passeggio e simili abbinati ad esercitazioni di stretching e di tonificazione.

INTENSITÀ DI ESERCIZIO: da bassa a moderata, evitare attività troppo intense.

FREQUENZA DEGLI ALLENAMENTI: da tre a cinque sedute settimanali.

DURATA DELLA SEDUTA: 10 minuti di riscaldamento + 10-20 minuti di tonificazione + 40-50 minuti di attività cardiovascolare + 5 minuti di stretching.

CONCLUSIONI

La sindrome metabolica è la più antica malattia che ha interessato l'uomo, ora è considerata una piaga dell'ultimo millennio, in grado di diffondersi nella popolazione con estrema facilità e velocità. In questa tesi oltre alla descrizione delle suddette malattie vi è anche il giusto apporto tra alimentazione ed attività fisica.

Ma cosa molto importante è la giusta costanza psicologica da adottare, non vedere questi cambiamenti come una forzatura o un obbligo, ma uno stile di vita in modo da poter apportare un deciso miglioramento della qualità della vita e un mezzo per prevenire, curare o guarire dalle famose malattie della società del benessere chiamate "malattie da sindrome metabolica."

Vuoi dimagrire in modo naturale, senza diete estreme né allenamenti impossibili?

Hai appena scoperto quanto la camminata possa fare bene al corpo e alla mente…

Ma se il tuo obiettivo è **perdere peso in modo sano e duraturo**, allora ho creato **una guida perfetta per te.**

"Dimagrire camminando – Il metodo semplice e naturale per tornare in forma passo dopo passo"

Una guida pratica, efficace e adatta a tutti, per riscoprire il potere bruciagrassi del movimento più semplice che esista: **camminare**.

In questa guida troverai:

- I **principi del dimagrimento naturale** attraverso la camminata
- Percorsi, ritmi e durate ideali per bruciare grassi
- Consigli alimentari facili da applicare per **potenziare i risultati**
- Tabelle, obiettivi e motivazioni per **non mollare mai**
- Suggerimenti per camminare ovunque: in casa, all'aperto, con poco tempo

Non serve iscriversi in palestra.

Non serve soffrire.

Serve solo iniziare a camminare… con consapevolezza.

Il dimagrimento non è solo una questione estetica: è **liberarsi da un peso fisico ed emotivo**, è sentirsi di nuovo leggere, attive, vive. E tutto può cominciare **da una semplice passeggiata**.

Scopri la guida su **amazon** cercando:

→ 📘 ***Dimagrire camminando – Percorsi semplici e mirati per donne, anziani e principianti: camminate a casa, all'aperto, in acqua o per tornare a camminare in forma, con benefici per gambe leggere, salute e benessere.***

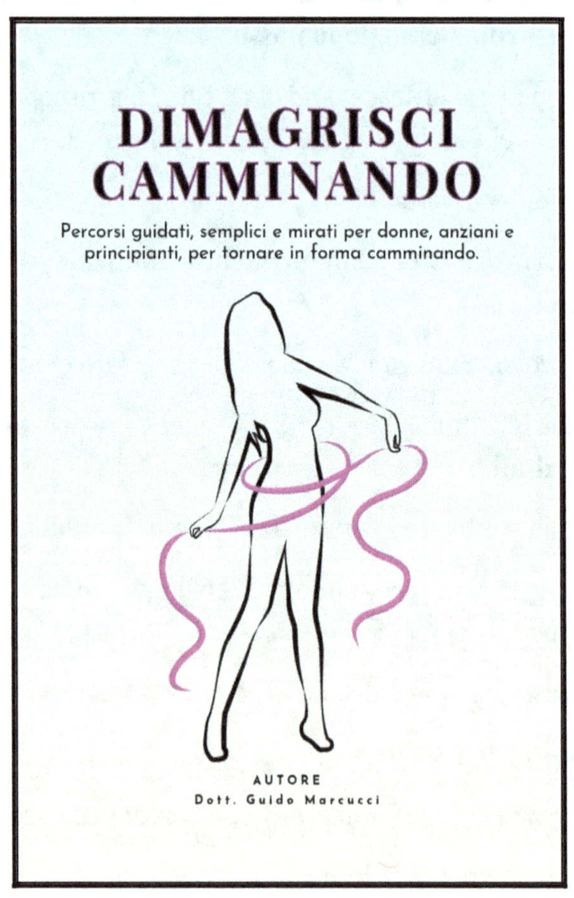

Vuoi fare un passo in più verso gambe leggere, toniche e in salute?

Hai trovato utili i percorsi di camminata di questo libro? Allora **non fermarti qui!**

Se senti che la cellulite e la ritenzione idrica ti fanno sentire a disagio, pesante o insicura... ho creato **una guida speciale pensata proprio per te.**

__Cellulite e ritenzione idrica: "Il metodo naturale per eliminare gonfiore, pesantezza e sentirti bene nel tuo corpo"__

Una guida completa e approfondita per aiutarti a **capire davvero** cosa accade nel tuo corpo, **individuare le cause principali** dei tuoi inestetismi e, soprattutto, **agire in modo semplice e naturale.**

Dentro troverai:

- I **segreti del corpo femminile** che nessuno ti ha mai spiegato davvero
- Le **cause più comuni** di gonfiore e pelle a buccia d'arancia
- Consigli **alimentari,** pratici e di stile di vita da seguire ogni giorno
- Routine e strategie per migliorare la **microcircolazione** e drenare i liquidi
- Esercizi mirati, suggerimenti quotidiani e tanto incoraggiamento

Se hai amato camminare con questa guida, la prossima tappa è conoscere **come sostenere il tuo corpo a 360 gradi**, fuori e dentro. Perché la bellezza è una questione di benessere, non di perfezione.

Scopri la guida ora e regalati un nuovo modo di prenderti cura di te.

La trovi su **amazon** cercando:

→ 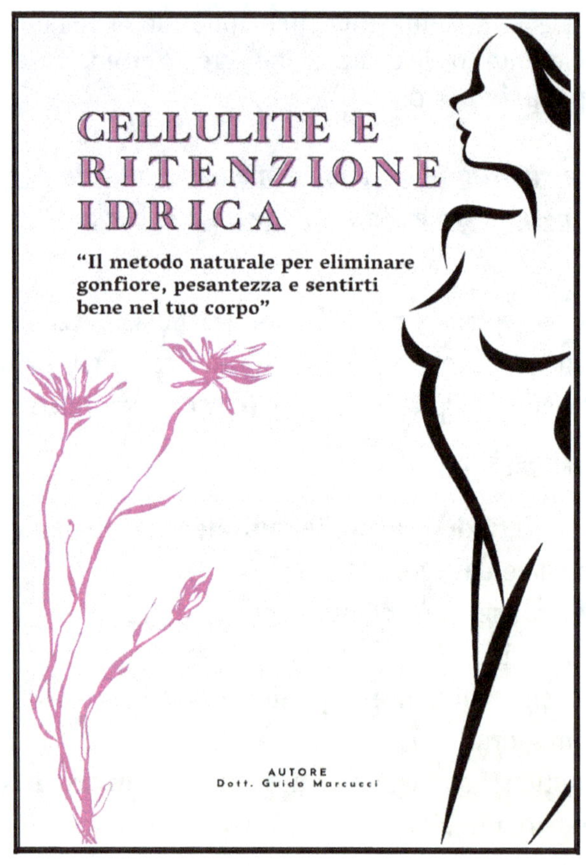 ***"Cellulite e ritenzione idrica: "Il metodo naturale per eliminare gonfiore, pesantezza e sentirti bene nel tuo corpo"***

FONTI E BIBLIOGRAFIA

Libri scientifici e manuali

1. **Mahan L.K., Raymond J.L.** (2020). *Krause's Food & the Nutrition Care Process*. 15th ed. Elsevier.

2. **Houssay A.B. et al.** (2021). *Metabolic Syndrome: A Comprehensive Textbook*. Springer.

3. **DeFronzo R.A., Ferrannini E., Zimmet P., Alberti G.** (2015). *International Textbook of Diabetes Mellitus*. Wiley-Blackwell.

4. **Powers S.K., Howley E.T.** (2017). *Exercise Physiology: Theory and Application to Fitness and Performance*. McGraw-Hill.

5. **Dipartimento della Salute degli Stati Uniti (USDA).** (2020). *Dietary Guidelines for Americans 2020–2025*.

Articoli scientifici (con autori e riviste peer-reviewed)

1. Alberti, K. G., Zimmet, P., & Shaw, J. (2005). *The metabolic syndrome—a new worldwide definition*. The Lancet, 366(9491), 1059–1062.

2. Grundy, S. M. (2008). *Metabolic syndrome pandemic*. Arteriosclerosis, Thrombosis, and Vascular Biology, 28(4), 629-636.

3. Kaur, J. (2014). *A comprehensive review on metabolic syndrome*. Cardiology Research and Practice, 2014, Article ID 943162.

4. O'Neill, S., & O'Driscoll, L. (2015). *Metabolic syndrome: a closer look at the growing epidemic and its associated pathologies*. Obesity Reviews, 16(1), 1-12.

5. Roberts, C. K., & Sindhu, K. K. (2009). *Oxidative stress and metabolic syndrome*. Life Sciences, 84(21-22), 705–712.

Linee guida internazionali e documenti ufficiali

1. **World Health Organization (WHO).** (2011). *Global Recommendations on Physical Activity for Health.*

2. **American Heart Association (AHA) & National Heart, Lung, and Blood Institute (NHLBI).** (2005). *Diagnosis and Management of the Metabolic Syndrome.*

3. **International Diabetes Federation (IDF).** (2006). *The IDF Consensus Worldwide Definition of the Metabolic Syndrome.*

4. **Ministero della Salute (Italia).** *Linee guida per una sana alimentazione.* CREA, edizione aggiornata 2018.

5. **European Society of Cardiology (ESC).** *Guidelines on diabetes, pre-diabetes, and cardiovascular diseases developed in collaboration with the EASD* (2019).

Siti web istituzionali e risorse online

- World Health Organization (WHO)

- Centers for Disease Control and Prevention (CDC)

- National Institutes of Health (NIH)

- International Diabetes Federation (IDF)

- Istituto Superiore di Sanità (ISS)

- CREA - Alimenti e Nutrizione